ヨーガの真実

ペーパーバック版

マーク・ウィットウェル 著

加野 敬子 訳

はじめに

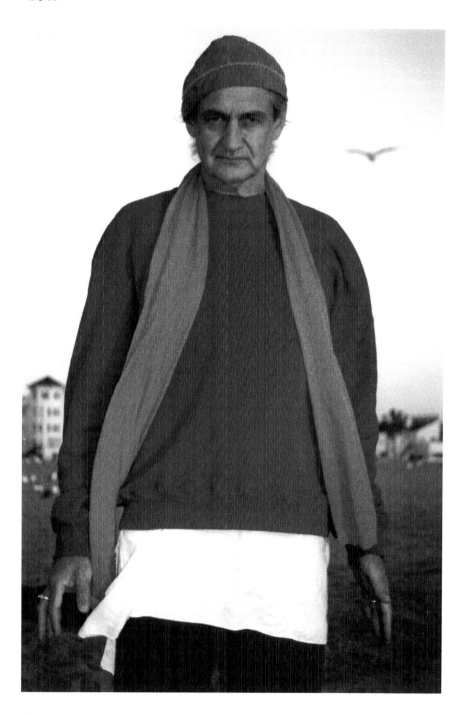

はじめに

　理解とは、誠実に向き合う人と人との対話を通して生まれます。本書を読んで、はっきりと理解できないことがあれば、どうぞあなたのまわりを見まわしてみてください。実際に会って、もっと詳しくいろいろ語り合いたいと思っている人が世界中にいるはずです。実際に人と会話を交わす中で、ことは明らかになっていきます。本の中に、言葉として埋もれるものではないのです。つまり、この本の中で述べていることも、私が友人との間の実際の会話を通し、身を持って感じたことなのです。あなたの友人やあなたの指導者が、本書にあることに詳しくない場合もあるでしょう。この本に書いてある考えに、必ずしも賛成でない場合もあるかもしれません。それでもきっと、活発に意見交換をすることはできるでしょう。それによって、あなたにも、自分自身で活路を開く道が見出せるはずです。きっと、あなたの助けとなるはずなのです。

　この本では、要点を凝縮したような形で、ヨーガと生命についての考えをお話しています。ヨーガと生命についての全体像を、飾り立てることなく素直に伝えたかったのです。皆さんそれぞれ、何冊もの本が書けるほど、思うところがあるのではないでしょうか。きっと皆さんのまわりのあらゆるところで、ヨーガについての会話が起こることと思います。そう思うと、楽しみです。

　音楽が今、皆にとって手の届くものであるように、この先、真のヨーガが、役割、信念、宗教など社会経済上の地位に関わりなく、いつでもすべての人に分け隔てなく手に入るものになることと思います。何と素晴らしいことでしょうか。そうすれば、振り子が揺れ戻るように、私たちを自分自身の姿へと戻してくれるはずです。そして、これまで人類に押し付けられてきた障害物を、取り除いてくれるでしょう。ヨーガのおかげで私たちは、すべての人のためにある、この素晴らしき世界の不思議を直接感じることができるようになるのです。そのためには、今まで身に付けてきた

様々なものを拭い去ることになるでしょう。まるで堆積岩のように何層にも積もり積もって私たちを妨害してきた文化や歴史を、取り壊していくのです。真のヨーガとは、私たちが本当の自分自身へと戻れるように、やさしく後押しをしてくれるものです。自分自身が持つ素晴らしき驚異へと、近づけてくれるものなのです。アフリカンアメリカンミュージックがアメリカで生まれ、その素晴らしさはあっという間に世界に広まり、あらゆることに変化をもたらしました。同じように、西洋で生まれた素晴らしい民主主義とコミュニケーションの方法があれば、ヨーガの素晴らしさもあちこちに広められることでしょう。東洋のいいところと西洋のいいところが交わり合えば、新たな世界意識は発展していき、アメリカにおいてヨーガが急激に広まっていくのも不思議ではありません。

　この世界の男性の力が、生命を生み育てる女性との繊細な関係の中で捉えられるようになれば、世界は変わるはずです。それは、思うほど難しいことではありません。アメリカに女性の大統領が登場すると、想像してみてください。男性が、ヨーガは生命において男性と女性が同等であることを示すものだと認識すると、考えてみてください。そうすればきっと、素晴らしい力が放たれ、そして、人類は癒されるはずなのです。

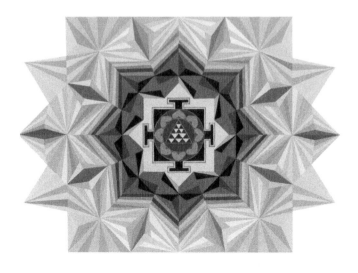

自然なままの生命の姿に浸れば、癒しは訪れます。個人にも、いろいろなものとの関係にも、社会にも、そして世界にも、癒しが訪れるのです。生命は、誰にも止められることなく、大きな力を持って現れます。その上、生命は柔らかで、ものごとを受け入れる力を携えているのです。このように様々な性質を持ち、それがひとつとなったものが生命なのです。これが、私たちの中に備わっているのです。私たちには、希望があります。世界の文化がこの驚異に気づき、見る見るうちに、あらゆるところでこの驚異について言葉を交わしている、そんな兆しが、見て取れるのです。歴史的に社会は、女性を否定してきました。けれど、それも今や崩れ去ろうとしています。本当の姿に目を向けるのです。ヨーガは、私たちが本来の姿へ身を委ねる手段を与えてくれます。ヨーガによって、心はすでにそこにある姿と結び付けられます。そして、すでにそこではひとつのものとなっていることに、気づかされるのです。この平穏も、この力も、すべての人が手に入れることのできるものなのです。人々は、芸術として、そして他のあらゆる方法を使って、あらゆるところで、この素晴らしきものを一緒に楽しむのです。

　芸術は、その時代の英知溢れる文化と結び付いています。芸術を通して、芸術家もそれを楽しむ人も、生命の中にある偉大さを知ることができるのです。芸術とは、その芸術を提供する人と受け取る人とを、芸術を通して結び付けるものです。そういう意味では、ヨーガも芸術です。芸術もヨーガも、すべての人にとって楽しめるものなのです。あらゆるものと、自然なままにつながり合っているものなのです。すべての人には、それぞれの素晴らしい生命を表現する、自分なりの方法があります。マックス・ギンブレットもメリッサ・フォーブスも、自分たちの芸術を、心に響く神聖なものと受け止めています。彼らの生命に対する思い、生命の放つ精神が、その作品の中にはあります。現代的でありながら古典的で、見る人の注意を引き、体と心に直感的な何かを感じさせてくれるのです。その力は、ヨーガの持つ力と同じです。心が静まり、何かが与えられて、自然なままの自分の姿を解き明かしてくれるのです。どうぞ、試してみてください。

はじめに

　本書は、哲学的な憶測でもなければ、貧相な空論でもありません。多くの人が、実際に経験したことから生まれたものです。もし哲学的であるとするなら、それはもっと深い意味においてです。つまり「英知を愛す」ということなのです。それは生命への愛であり、生命を理解することです。そして、生命とは文化の英知と賢明な人々の影響を大きく受けて、作られてきたものなのです。この本を読めば、この英知にも触れることができます。そして、生命を楽しむ手助けとなるどころか生命の素晴らしさを削いでいる不必要な文化的思考を、取り除くのです。必要もない考えの影響でわからなくなっていた、大切な何かを教えるのです。文化の中で伝えられるうちに、英知は、その輝きを曇らせるような考えを伴ってしまいました。自分でそれをふるいにかけて、識別しなくてはなりません。中には、自分はすでにふるいわけをしているはずだと、誤解している人もいるのです。

　東洋が西洋に出会い、うまく融合して反発し合っていたところがなくなれば、大切なことを明るく映し出してくれるかもしれないのです。私たちの親の世代、祖父母の世代が、血生臭い戦争の中で全体主義から偉大な民主主義を守っていた頃、インドではラマナ・マハリシやニッティヤナンダのような素晴らしい人々が、生命としての人間の姿を存分に理解し、それを表現していました。西洋人の心の中には、このような荘厳さはまったくありませんでした。けれど、ありがたくも我々の祖先が守ってくれた生命の自由や、民主主義の考え方は、インドでもどこでも訪れて、こういうことを探る機会を与えてくれたのです。これは、ひとつの大きなプロセスでした。世界中を旅し、コミュニケーションを取り、自由に話をすることで、東洋のダルマ（正義）は世界中に行き渡り、西洋の心とも結び付いたのでした。今や私たちは、世界中あらゆるところで、そしてわざわざ動くことなく自分のいる場所でさえ、教育を受けることができるのです。文化に押し付けられた複雑な考えに悩まされ、それに利用されているとしたら、それをふるいにかけ、人類の暗闇に足を踏み入れ、そして、あらゆるところで自由を勝ち取るのです。難しいことかもしれません。けれど、必要なことなのです。そして、するだけの価値のあることなのです。そうすれば、私たちは皆、この生命の中で、今までとはまったく違う何かを楽しむことができるでしょう。

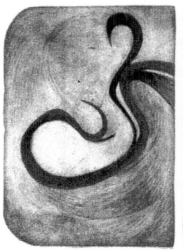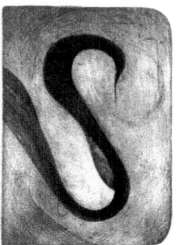

目次

はじめに 3

第1章
ほんとうのヨーガとは？ 11

ヨーギ（ヨーガ行者）とは
　一様に作り上げられるものではありません 12
ヨーガのすべて32 あなたは今、ここにいます（『ヨーガ・スートラ』にある言葉より） 42
生命のヨーガ 48
ヨーガとは相互関係です 57
人から人へ 67
生命として生きるということ71 上らなくてはならない階段など、どこにもありません 76
ヨーガ・サーダナ 80
生命の中で、男性と女性は対等です 81
ほんとうのヨーガ 82
あなたは今ここにいます 86

第2章
解き放たれて 89

ごく普通の人こそ悟りの境地にあるのです 95
指導者とは 104
神聖な書 107
自分のための時間 112

マントラ 114
　　　ヨーガと宗教 117

第3章 あなたのヨーガ 119

　　アーサナとプラーナーヤーマ、その原則 124
　　スティラ(安定)とスッカ(快適) 131
　　自分が経験した通りに、ヨーガを指導しましょう ... 134
　　基本のアーサナ 142
　　変形ポーズとヴィンヤサ 148
　　プラーナーヤーマ
　　　意識的呼吸、プラティヤーハーラ(感覚遮断)、
　　　ダーラナー(集中)とバハーヴァナ(瞑想) 159
　　鼻孔を交互に使うプラーナーヤーマ 162
　　技術的なこと 165
　　速い呼吸と鼓動 168
　　エネルギーの流れる道と体の中の相互性 170
　　ダンス 173
　　食事と、生命の持つ知性 175
　　バンダ 177

第4章 瞑想 183

サンスクリット用語解説 193
Illustration Sources 197

9

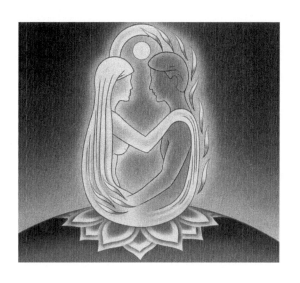

第1章

ほんとうの
ヨーガとは？

ヨーギ(ヨーガ行者)とは
一様に作り上げられるものではありません

　生命は、相反するものがひとつとなって現れ出たものです。生命とは奇跡のような仕組みのものであり、その中では新たな生命の育みを含めてあらゆることがうまく機能しています。生命の持つ力、神秘、そして生命体そのものは、男女の結合の中にあります。そして、私たちは生み出され、他を受け入れいつくしむようになるのです。このような力を手にするのは、実は難しいことではありません。それは、私たち自身の中にあるものだからです。神が存在するのなら、神もまた私たちの生命の中に機能しているものです。自分自身の相互性を楽しめば、この素晴らしい姿を誰も皆、感じることができるのです。この相互性はすべての人の中に確実にあり、その存在を、それぞれの方法で表現しています。本書では、この相互性を実感し、自分自身の自然な姿に近づいていくことについて話していきます。体、呼吸、そしていろいろなものとの関係を自然な形で機能させ、生命とのつながりを真に感じること。そうすれば、私たちを制限しているものを取り除くことができるはずです。そうしてこそ自由を手に入れ、生命を理解することができるのです。これは誰にとっても無理なく手の届くものであり、他に止められることはありません。自分自身とのつながり、そしてまわりの人とのつながりを通して、本当の意味での生命の神秘に触れることができるのです。

　ここで、私自身の経験について話しましょう。インドを流れる聖なる河ガンジス川でのこと、川で泳ぐ私のまわりを一時間ほどイルカの群れが戯れ泳ぐという出来事がありました。夕映えが冷たい水にきらきらと金色に輝いて、とても美しい光景でした。私の出身地、南太平洋では、イルカを見つけることは幸運の前ぶれとされています。息を呑むようなこの出来事は、私が文化を超えてコミュニケーションを図り、古代を理解する幸運に恵まれたことに対するある種のメッセージでした。これはインドの人々にとっても珍しい光景であったらしく、人々は嬉しいことに私を「尊師イルカ」と呼ぶようになりました。ま

た、宗教的一大祭事であるマハカムに参加した私に、ヒンドゥーのヨーギと同じような考えが宿ったのか、ヒンドゥー文化において幸先がよいとされることを夢に見ました。大きなコブラと親密な友情を築き、自分の体のまわりにそのコブラを巻いているヨーギの夢を見たのです。驚いたことに、突然コブラは私に向かって突進してきて飛びかかり、激しく私に嚙み付きました。しかし、私は単なるへびに襲われたのではない、生命体が襲いかかってきたのだと気づいたとき、私の恐怖は消えました。自分自身の姿を、真っ向から見据えました。私は、大丈夫でした。大丈夫どころか、私は生命体そのもの、ということに真に気づいたのです。実は、これに気づくのは何も特別なことではなく、私にとって真実であること、そして他の誰にとっても真実であることを認識したにすぎません。生命はすべて自然なままの状態で力に満ちていて平穏であるということに、私は気づいたのでした。そして、これは何も苦労して探し見つけるようなことではないのです。すでにそこにあって、皆が必ず楽しむことのできるものなのです。

権力を振るう手段として

　私は、このような理解に情熱を注ぐ中で、精神論が権力を操る手段として使われてきたことへの怒りも感じています。最近起こった最もいまいましい出来事は、アメリカ同時多発テロ事件です。神への道は限られているという考えのもとに、平和な社会における大虐殺が歴史の中で正当化されてきました。人々を助けるはずの精神論や治癒療法が単なるビジネスとして商品化され、エリートにコントロールされて、人々の社会性の中で不可欠なものとみなされていることに、私は怒りを覚えるのです。怪しげな施術や教えを説き、会員になって助けを得る必要があるのだと悩める人々に信じ込ませることで富を得る、その手段として使われているのです。こういった社会の形をあらゆるところで見かけるにつけ、怒りが哀れみへと変わるのを覚えます。被害者でありまた加害者にもなりうる彼らは、もっと別の道があるとも知らずに、正しいかどうかもわからないこの文化に欺かれ、悩まされているのです。宗教やヨーガが求めているものは、私たちの自然なままの生命の中に存在しない類のものではありません。人々にとっての治癒とは、もっと単純なものです。私たちに必要なのは、ほんの少し

自分の経験に寄り添うことだけなのです。この本があなたに変化をもたらし、自分の中にある相互性が結び付いて作り上げられた生命にある平穏とその力をあなたも受け入れ、楽しむことができるようにと願います。

真実はすぐそこにあります

　宗教的な考えの基本は、真実とは高尚で深遠で、我々のまわりに普通に存在するものではなく、探し見つけるものであるという考えです。その考えによって我々自身の力、すなわち生命は否定されてきました。生命はそれ自身が、完璧な知性と呼べるものなのです。人間の思考や人生に必要だと思われている抽象的概念は、単に生命という知性に害を与えているだけです。権力によってその考えは商品として売られ、必要なものとして信じられているのです。私が出会ったもっと違ったタイプの師を紹介しましょう。主に、精神論が制度化されて教義となり、権力を振るう手段として使われるようになってしまう以前の古代に生きた師です。彼らは自分自身を自分以外の人間と分け隔て、自分は他の人間とは違うのだと位置付けることはありませんでした。そういった師の施す助けは無償で、生命の相互関係の中で自発的に行われ、他に何の意図するところもないものでした。こういう人々こそが、真に信頼のおける師です。こういう人々こそが、今日の世界に必要なのです。そして、彼らはあなたや私と同じ人間なのです。解決法を箱詰めにして売ることもなく、ただ自分自身を、信頼関係を、そして生命を差し出してくれるのです。よく考えてみてください。我々の中に、私たち自身も知らない、ある状態が起こっているのです。つまり、解決することで、問題が生み出されているのです。ヨーガの練習を始める前に、まずこの点を理解しておきましょう。少なくとも練習する中で、常に心に留めておきましょう。そうでなければ、ヨーガはあなたを生命から引き離すものとなってしまいます。すでにあなたは生命そのものであるにもかかわらず、生命というものを知ろうともがくことになってしまうのです。こういう考えは誤ったものであり、わたしたちの生命から切り離してしまうべきものです。特別な組織の差し出す真実なるものを手に入れなくてはならない、という考えから、解き放たれましょう。

平穏と男女の関係

　平穏を見出すのに画一的な方法などありません。けれど、それはどんな人にも、生命という形で手に入れることができるものです。必ずうまくいくと保障された方法などは、ありません。私たちは皆、自分にとってうまくいく方法を見つけなくてはならないのです。まわりには素晴らしい助けの手もありますが、それを自分のものとしてうまく使い、自分自身で理解する必要があります。我々は皆自分にぴったりの、生命を実感する方法を見つけることができるはずなのです。昔ながらのやり方は、もはや大多数にとって適当とはいえないでしょう。太古の時代に作り上げられた宗教的な考えの囲いの中で話される従来の説明に、不十分さを感じた人もいるのです。過去の文化に感傷を抱いていては、現代の持つ可能性を減少させてしまいます。多くの人は、今現在この場にある不思議に興味を見出しているのです。文化の示す架空の考えに思いを巡らせるより、自分自身の生命の驚異を経験したいと感じているのです。真実とは本質的に手に入れるべきものであるという考えそのものが、真実は今あるこの尊い私たちの生命とは別のところにある、と暗に示しているようなものです。ところが、このような文化的思考システムを受け継いできてしまった我々は、果たして別の考えを選ぶことが正しいのかどうか疑いを感じているのです。宗教の提案するものに、完全に背を向けてよいのだろうか。「この宗教ビジネスに興味のない私のほうが、おかしいのではなかろうか」と自分に問いかけ、その疑問の解決することはないでしょう。宗教の提言するものの多くは、私たちとは直接関わり合いのないことです。ある側面を否定することでまるですべてを否定するかのように思い、不安な自分と答えの出ない疑問が残されるような気がするのです。けれど、終わりなく何度も説得され続けても、そんな疑問はなくなったのです。疑問は我々のもとから消え去りました。何の疑問も残らず、私たちの体には純然たる生命の知性が注ぎ込まれています。欲するままに、自分の生命にとって自然な活動をいろいろと楽しむのです。もちろん、ヨーガも楽しめるのです。ありとあらゆるものに関する情報は、我々のすぐ手の届くところにあります。音楽もダンスも芸術も、自分に合った方法で楽しむのです。そして、現在過去を問わず、偉大な作品も手の届くところにあるのです。私たちは、自分自身の驚異とつながれています。また、過去の偉人が私たちに残してくれた文化を楽しむ人もいることでしょう。しかしなが

ら、真実は見つけ出さねばならないもの、という固定観念に取り付かれることなく、過去のものを受け入れようと、そこから離れようと、それぞれの自由にすればよいのです。何といっても、自然の力強い働きの中でお互いが関わり合っている、この大いなるものの中にこそ、私たちは平穏を見出すのです。

　ヨーガはそのための手段であり、道具としてうまく使えば平穏を見出すことができるはずです。ヨーガには、誰にでも合うような標準化された形はありません。各自のニーズに合わせる必要があります。各自に合った呼吸や動きを注意深く調整して取り入れれば、心は澄み、体、そして生命とより近く感じられるようになります。自分の生命と近く感じられるようになれば、まわりの人々とも近く感じられるようになります。そして、そこに平穏があるのです。これは、必ずしも痛みの終焉を意味しません。そもそも、生命の誕生、そして死とは痛みを伴うものです。生命を否定しないということはすなわち、痛みをも否定しないということです。生命の中に、そして生命の痛みの中に身を委ねることで、まわりの人々に対しても自分自身に対しても、深い思いやりの気持ちが自然に出てくるのです。

　人類は、古代より生命を否定されてきたことで傷ついています。歴史の中で、人間は現実を正当化し、恐ろしい行為を犯してきました。地球上では、このように生命を否定する考えが今もまだまかり通っており、力のある恐ろしい人々によって権力のメカニズムの一環として利用されています。この考えのもととなる種が、宗教心があろうがなかろうが我々の中に今も存在しているのです。我々は、このような考えに押し流されないように何とか自分自身を守り、私たちの心臓を打ち、呼吸を営み、お互いをいつくしむべく私たちを突き動

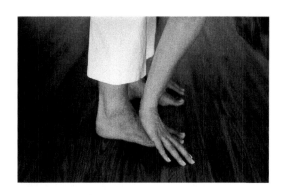

かしている大いなる力を、ずっと楽しめるようにしなくてはなりません。これが、生命に備わる自由なのです。

若い世代は、生命を否定し社会的対立を生んだ過去の考えから解き放たれ、自由に自分自身の生命をいつくしんでいます。彼らは、限られた文化の枠組みの中に自分を押し込めることはありません。私たちの未来は、こういう若い世代とともにあるのです。彼らが生命をいつくしむことで、男性と女性の間の相互関係は、生命の自然な姿として再び築き上げられることでしょう。育て、受け入れるという女性の力が、社会の中で対等の位置付けを得ることになるでしょう。ものごとを獲得しコントロールするという男性の力が握る極端なアンバランスも、私たち自身の中で、また社会の中で改善されるに違いありません。実はこのような男女の平等な相互関係は、何もじっと待ち望むことではなく、もともと私たちの中にある自然な状態なのです。この関係は皆の手に届くものであり、ほんの少しの練習で今すぐにも自分自身の生命の中に感じることができるものなのです。

ヨーガとバラモン教

ヨーガは、自然界に本来備わっているあらゆる形の相互性を認識し、それを実感するための手段です。ヨーガはロケット科学のように難しいものではありません。誰でも、効果的な実践方法を体得することができます。心と自分自身の実体を結び付ける手段となるのが、ヨーガです。しかしながら歴史の中で、ヨーガは宗教文化に利用され、神話に出てくる場所、人々と宗教文化に結び付けて使われてきました。ヨーガが、複雑な方法で自分自身が持つ驚異から逃げようとする手段の一部となってしまったのです。インドのバラモン教のヴェーダーンタ文化では、ヨーガは神を知るために使われ、神の威信とともに伝え広められました。ヨーガの行法は誇張されて複雑になり、多大なる努力と熱心さを持ってしても、なおかつ難しいものという印象になりました。精神的ヒーローが作り上げられると同時に、ヒーロー以外の人々にとっては制限のある文化が作り上げられました。ヨーガの一部分だけが強調され、文化の示す考えにそぐわない部分は否定されました。特に男女の相互性という偉大なる点は、より高尚な事実を探し求めなければならないという誤った考えの

もとに否定されたのです。ですが、この相互性こそが真実を認識する方法なのです。人は誰も自分自身にとってのヒーローであり、生命としての自分が持つ特異な存在を楽しみ、この相互性を手に入れることができるのです。ハタ・ヨーガは、その昔はタントラ(密教)の中で不可欠な要素として発展しましたが、その後バラモン教の教義によってタントラから切り離されました。過去においても現在においても、バラモン教の指導者たちは誇張されたヨーガの行法を教えに用い、完全な形のタントラヨーガを理解することもなければ、実践することもありません。そしてさらに困ったことには、何かとてつもなく素晴らしいものに到達しなくてはならないかのように見せかけて、すでにそこにある生命としての実態が持つ素晴らしさを否定しているのです。

相反するものを結び付ける、それがヨーガ

　ヨーガは、生命体としての我々の中にすでに築かれているものです。ヨーガの行法もヨーガを理解するのも、実は簡単なことなのです。ヨーガが提示しているのは、すべて紛れもなく経験可能なことばかりです。そして、経験と結び付けることで、生命を経験することができるのです。それはすなわち、生命に存在する異なる二極を結び付けるシステムであり、ふたつに分離しているのだという心の理解を止める役目を果たしています。例えば人間の体には、右側がなければ左側は存在しないし、下がなければ上は、後ろがなければ前は、そして吐くことがなければ吸うことはありません。これは、男女の織り成す特性や生命の機能においても当てはまります。つまり、生命の力の源である女性がいなければ男性は存在しないのです。男女の特性と本質的な結び付きは、私たちの生命システムの内外で感じ取ることができます。ヨーガとは、自然界のすべての相対するものを結び付けるものです。そして、実のところそれらはすでにひとつになっているので、さして労するようなことではないのです。こういったことを真に理解するのは、実は誰にでも可能なことなのです。

　少し注意して指導を受ければ、人は自分自身の体の中に存在する、相反するものを結び付けることができ、それによって生命体の全体像を感じることができます。体と呼吸を絶妙に結び付けるようにしっかりと指導してもらうことで、相対する二点をバランスよく関連付ける力は身に付きます。そして、こん

なに簡単なプロセスの中で、治癒効果は生まれるのです。自分自身の生命体に敏感になることで、人はまわりの人との関係にも敏感になり、そこから親密さが生まれます。そして、生命における平穏と生命の力が現れ出でるのです。これが、すべての人に遂行されるべきヨーガの姿です。ヨーガの練習は、生命体全体が関係し合っていることと、切り離して考えるべきものではありません。ヨーガとは、体や呼吸と寄り添い、あらゆるものとの関わりに親密さを感じることです。これこそが、微妙で敏感なあらゆる感覚を目覚めさせ、生命の源、そして生命の何たるかを感じるための手段なのです。

指導者に求めるもの

　子弟の関係もまた、生命の結び付きのひとつです。それはお互いの存在を大切にする、対等な関係です。ところが、「特別な」人が「特別な」知識を持っているとされる文化では、対等であるべき関係が、文化が言葉で表す「超越」「悟り」などの探求を促す、誤ったものとなっています。そして、「超越」「悟り」を手に入れた人間とそうでない人間がいると理解されているのです。もちろん、大多数は手に入れていない人間となります。そこで、師という立場は力のメカニズムにより強大な存在となり、正しいかどうかもわからないのに、社会性の中に師というものの概念がしっかりと植え付けられるのです。地球上のすべての生き物が大いなるものの中に一緒に存在していることは簡単に理解できることなのに、こんな不平等を容認する文化が横行しているのです。ここに何か新しいものが、取って代わらねばなりません。
　私の出会った師の多くは言ったことはきちんと行うタイプの人でしたが、自分は特別な人間であるという社会的立場を巧妙に、あるいはあからさまな形で保ち、まわりの人々は答えを探し求めて教えを請うのだという位置付けを貫いていました。ですが、我々は皆同じ大いなるものの中に存在しているのだということを真に理解するためには、この力関係に終止符を打つことが必要です。私は修行の中で、世界的に有名なヨーガや精神論の指導者、そして組織のほとんどについて調べました。生命について知りたいと真剣に思っている者なら皆、街の教会や寺院・寺を巡るものでしょう。その他の場所にも、何が行われているのかと足を伸ばすこともあるでしょう。私もいろいろな流

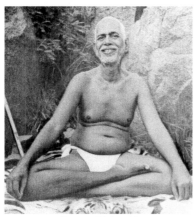
Ramana Maharshi

儀や理念、それらを市場に広めるための大小さまざまな組織に実際触れてみました。そのどれもが、組織自体を存続させることや組織の様々な予定に忙しく、そのため個人への気配りは後回しとなっていました。

　そこで、私は無名であまり知られていないような人々にも研究の手を伸ばしました。驚いたことに、解脱した人物としてその地域では知られていながら、それを広めるための組織を作るということにまったく手を染めていない人が、少数ながらいたのです。まわりにいるのは家族と友人のみ、教義もなければ著書もなく、スピリチュアルビジネスを起こすこともなければ組織を作ることもしていません。師とその友人の間を社会的に二分するものは、まさに何もありませんでした。自分はまわりの人間と何ら変わるところのない人間であると認識しているため、社会的立場を分けることはなく、そのため教えは直接的で、力強くまわりの人へと伝わりました。生命の驚異と生命の持つ並外れた知性とを心から理解している彼らには、難しく定義付けをしたり小手先の操作をしたりする必要はなく、その信念はまわりの人とともに自由に分かち合われました。それ以外の何も必要ではなかったのです。精神論はどのように伝えられ、癒しや自己啓発はどのようにして起こるのか、今までとはまったく異なる図を、私はそこに見たのです。精神論を語る指導者の世界には、こういうタイプの人は非常に珍しく、普通はまったく反対のことが行われていたのでした。自由な個人で構成されるこの小さな文化の中で、驚くべきことが起こっていました。こんなにも正直であったこれらの師は、私にとっ

てかけがえのない助けとなりました。喜んで私の友となってくれる人、この生命の中で私とともにいてくれる人は皆、私にはかけがえのない存在です。対等な相互関係の中で、並外れた知識や理解が伝えられ、そこにはエネルギーの流れを感じることができるのです。このような師のよく知られた偉大な例として、チベットのダライ・ラマ法王が挙げられます。ダライ・ラマ法王のまわりでも同様に、何か素晴らしいことが起こっています。そして、彼らも私たちも、同じ人間なのです。

　このような指導者は、一般の枠組みの中ではほとんどその存在を認識できません。肩書きや身に付けている衣服、立つ台座や、独身であることなど、明らかに目に見える社会的地位によって人の英知は問われるのだという考えが、文化には深く根ざしています。特別な知識を持つ人との間で人間を二分し、階級分けする文化が作られているのです。これが、私たちを大いなる自然の姿から遠ざけているものです。少数の指導者やその生徒がこの考えを振り払う勇気を持ち、自分自身や周囲のものの中で生命が持つ本来の力を爆発させました。こういう人は人との距離が近く、しかもシンプルに生きていますが、大衆には受け入れ難いようです。親密な関係は理解されず、こういう生き方はその存在を知られもしません。どういう人を神聖で賢明と呼ぶのか、型にはまった考えを持っていると、このような人のことは理解しがたく、どう反応したらよいのかもわからないのです。こういう人たちは、特に何をするでもありません。精神的な知識についての議論を呼び、どれほどのことが達成できるのかという目で見られます。けれども、私の見たところ成果を出しているのはこういう指導者であり、彼らの友情なのです。まさしく友情に基づく関係こそがことを為すのであり、決して知識がその役を果たしているのではありません。単なる知識を超え、心をも超え、これこそが精神の伝達のプロセスなのです。そこにあるのはただ友情を楽しむことだけであり、その友情の中で、生命との関係に障害となるすべてのものが解き放たれるのです。

　ダライ・ラマ法王は世界的に有名な人物なので、例として挙げました。法王が公の場で見せる様子は出会うすべての人の敵意を和らげ、法王の善意と慈悲に満ちた圧倒的な雰囲気にあっては、宗教上の些事のあれこれもくだらなく思えるほどでしょう。法王は組織の代表ではありますが、すべての人に見せる思いやりのある心遣いを持ってすれば、組織の代表という役割をもはや超えた存在です。ただ、もしダライ・ラマ法王がこの公的役職につくことなく、

身にまとう衣服も看板も脱ぎ捨てたなら、非の打ち所がない人物であっても普通の人間である彼が、はたして今のように重要な指導者として広く認識されるでしょうか。あの神聖な人と、友人として親しく付き合うと想像してみてください。そして、夫と同等の地位と社会的立場を持つ妻が彼にもいると、想像してみてください。このような考えは、文化にどんなに大きな影響を与えることでしょうか。ここで何かを見落としてしまわないよう、気をつけなくてはなりません。私たちのまわりの個人と個人を結ぶ関係を考えてみましょう。その関係にも同じように重要性を見出し、意味するところを実際に感じてみようではありませんか。そしてお互いから、生きていることの指し示すものを十分に受け取ってみましょう。誰もが皆、生命の奇跡としてお互いの目の前にいる、完全な生命なのです。この偉大なるものを組織化して、垂れ幕を与え、大げさで手の届かぬものとしたとき、私たちはその大切なところから切り離されてしまいます。私たちの目の前にぎらぎらとある真実が、教義によって取り去り隠されてしまうのです。これが、真実を組織化してしまうことの問題点なのです。教えは個人的な真の人間関係を通して伝えられて初めて、素晴らしいことを呼び起こすことができるのです。

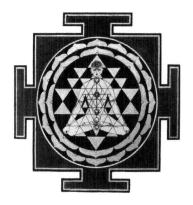

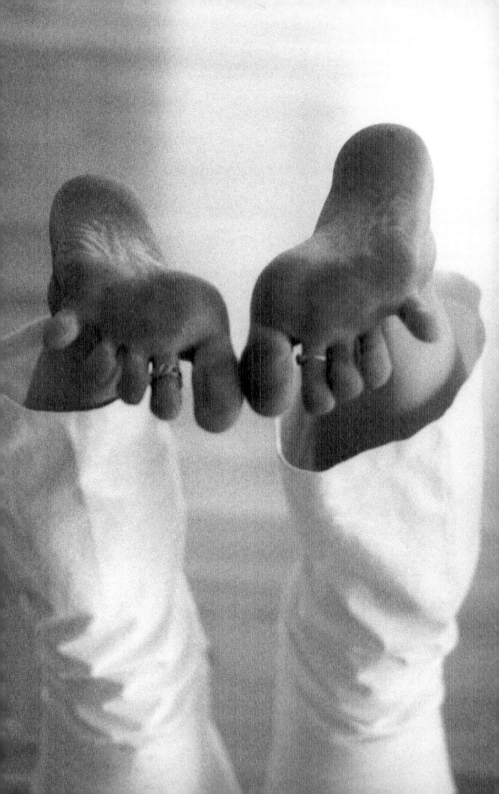

教義の歴史

　世界の偉大な信条の創設者は皆、並外れて素晴らしい人物であると同時にごく普通の人なのではないか、と私は思います。もともとは地域社会で、非常に人間的な革命派として現れ出たのではないでしょうか。ところが、ときを経てその教えは形を変え、権力を操る手段として誤用されるようになってしまったのです。仏教が組織的に広まる紀元前500年以前には、すべての精神論は地域における個人的な関係の中で、実際に顔をつき合わせて伝えられていたのです。ところが、教義は組織化され、布教活動が進みました。世の様々な教義はその流れに追随し、精神論は政治的権力のための道具となって、社会性を重んじる心の中に植え付けられました。教義が、人は自然な姿から離れて存在するものだと心の中で示唆する、複雑な思考構造の一部となったのです。宗教的な解決法を心に訴えようとするやり方は、生命を抑圧する概念を精神構造に組み込むのを助長するばかりです。思考の上にまた思考が組み立てられて、本質を見抜くはずの力までが生命体の表面を飾るだけのものとなっているのです。社会はこのような思考回路に侵害され、私たちは自然な姿から離れているものなのだ、という考えがすべての大前提となってしまったのです。

自然のままに

　私たちの体の中を生命が力強く流れ出すようにするには、文化の差し出した精神のゴールを放棄する必要があります。生命は、そのままでよいのです。生命を自然な形のままにして、体も心もあるがままにしておけば、何か素晴らしいことが起こります。内側から生命が湧き出て、心を抑圧しているものを拭い去ることでしょう。これには、従来の努力も新しい思考構造も必要ありません。生命自体の中で、いつかひとりでに起こることなのです。人間とはそういうものです。もちろん、すでに自分の生命が内から湧き出た人、または今現在湧き出ている人が身近に友人としていれば、自分の生命の力も刺激を受けることでしょう。けれど、自分の心と奮闘してどうにかなるようなものでは決してありません。文化が用意した台本通りの方法では、うまくいくはずはないのです。ただ、リラックスしましょう。そうすれば、生命の奏でる自然なままのヨーガがひとりでに始まります。

ニッティヤナンダ

　現代の指導者の中で、組織を作らず、著書もなく、多くを語るわけでもない人としては、北インドのニッティヤナンダがよい例です。自然体で、その存在感だけで多くのものを与える人で、多くの人と友情を育んでいました。彼は1961年に亡くなりましたが、歴史を経て組織や教義が広められるようになる以前の時代にいたような、本物の指導者でした。様々な人がこの並外れた生命のエネルギーを受け取り、彼とともにいたときには自分自身の生命としての力を認識していたにもかかわらず、その後誤った使い方をするようになりました。ヨーガでは、修行を経て何らかの力を手に入れれば、人々を操作するのにその力を使うことができるとされています。人々を操作する道を選ぶこともできれば、社会規範に左右されない完全な自由を自分自身やまわりの人のために選ぶこともできます。しかしながら、多くの人は組織を作り、本を書き、精神的教えを箱詰めにして、組織に所属して決まったプロセスに従えば何か特別なものを手に入れることができると、人々に説いたのです。たいていは高くそびえるヨーガの到達点が掲げられ、それにもかかわらず実際に個人のためのヨーガの練習の指導がされるわけでもありません。そのため、失敗と支配を生む文化が作り上げられました。中には、経済的に、また性的に会員に不正なことを行っていた組織もあります。これが、創設者の発想が後に続く世代によって誤った方向へ使われてしまった例です。こういったことが、いかにとき

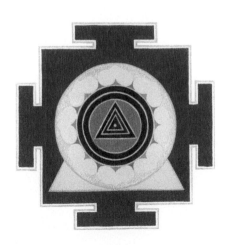

を経ることなく起こり、しかも本来のコミュニケーションの形が、社会的な抑圧が重ねられるうちにいかにゆがめられた姿となるかには、まさに驚かされます。ニッティヤナンダとのコミュニケーションは、彼に何の社会的動機もなかったため、非常に間近に感じられるものでした。彼はただあるがままの人であり、そのことは誰の目にも明らかでした。彼は皆のすぐそばにいて、人として対等な立場を保ち、誰にも近い存在であった彼の教えは直接的でした。

　書物やビデオ、写真やインターネット上のホームページは、現代には必要不可欠のコミュニケーションツールであると言われるかもしれません。まさに、その通りです。そして、情報を得ようとする人口も、以前に比べてはるかに多くなっています。それでも、敢えてまったく新しいコミュニケーションの方法を提唱したいのです。人を直接力づけるシンプルな様を悪用するのではなく、よみがえらせるようなコミュニケーションを。そうすれば、ニッティヤナンダのような人物の持つ高潔さも取り戻され、理解されるでしょう。彼が発するメッセージがあるとするなら、それはすべての人間は神と直接的な関係にあるということ、それだけです。誰も皆、自分にとっての幸せを生命の中に見つけようとしています。誰一人、生命の不思議と離れて存在することはありません。生命や神とつながるための媒体などなく、何の仲介も必要ありません。排他的で神聖な存在の神、そしてその仲介と銘打つような組織が、直接的な関係を持つことを妨げているだけなのです。

利用されたヨーガ

　インドでヨーガの勉強を重ねるうちに、一般に講座を教えるような指導者は非常に競争心が高いが、標準化された方法にのっとって仕事をしているだけで、指導における説明は不十分であることがわかりました。それに対して、それほど有名ではないが実のところは本当のヨーギであるような人の教えの方が役に立ち、自分自身が生命を認識しているがために、その教えは本能的でした。そういう人はコミュニケーションを曇らせるビジネス事項を背負っていることもなく、個人的に直接教えを伝えていました。しかしながら、西洋の掲げる精神性とその売り込みはインドの大きなビジネスであり、有名な指導者は一般の人々とよい関係を築いていたにもかかわらず、まわりには競争相手

がいて、成功した同僚や生徒に囲まれる結果、家族に対しては思いやりがありませんでした。自己否定は社会において肯定的な要素としてみなされ、謙虚さを持った人にひねくれた競争意識を作り上げました。グル(導師)の代理を聖人として謙虚に務めるとしながらも、それは間接的に自分のことを聖人だと示すものでした。そして、そういう人の生命は明らかに、そこかしこによくいる追い詰められたビジネスマンが抱えるような精神上の悩みに満ちていたのです。

　神の教義を代表するという考えは、まったく危ういものです。誰が直系の後継者なのか、誰が関係筋に一番近い存在なのかに関する論議ばかりが取りざたされて、一番大切な点が見失われてしまいます。直系の指導者の教えは興味深く、ためになりはしましたが、たいていヨーガの全体像の中の一部を語るものでしかありませんでした。聖人の揺るぎない知識を伝えていると主張していましたが、私に言わせれば彼らはヨーギではありません。文化に無理矢理グルとしての役割を演じさせられているがために、彼ら自身満足できない状態にありました。生徒との間に友情関係はなく、権威を振るう人としての役割の中に閉じ込められているため、たいてい普通の人間関係からは切り離されていました。その上、ヨーガの行法の目的であり到達点でもあるタントラに関わる側面、相関性を唱える側面も、彼らから奪われていたのです。妻との間にもお互いを思う関係はなく、そのため険悪な雰囲気になっていたのです。私は特定の人を責めるつもりはありません。善意に満ちていたにもかかわらず歴史の中でつまずいてしまった、文化の失敗とでも言うべきものだと思うのです。生命への反応としていろいろな要素が重なり合った結果、こうなってしまったのだと思うのです。生命は解決の必要があるジレンマなのだという誤った概念を作り上げることに、ヨーガも貢献してしまったのです。私がこういう話をするのは何も、特に誰かを非難しようと思っているからではありません。文化にこういう考えが深く根ざしていることをわかってもらい、そしてそこから自由になってもらいたいのです。自由とはただ、社会性の囲いを取り払うことです。彼らの教えてきたことの多くは、世界中でヨーガの教えとして広く知られるようになりましたが、実はそれはヨーガの一部でしかないのです。もっと注意を払って、ヨーガ全体を理解した上で実践されるべきなのです。私の使命は、ヨーガ全体の意味するところを明確にしてはっきり差し出すことです。そうすれば、ひとつの考えに取り付かれたり、妨害を受けたりすること

なく、効果的に練習を行うことができるようになるでしょう。

教義を取り払いましょう

　私は、何もかも拭い去れ、お風呂の水と一緒に赤ん坊も放り出せ、などと言っているのではありません。むしろ赤ん坊を抱き上げ、体を乾かしてやるのです。つまり、歴史の中で組織が作り上げてきた教義や方法論を取り払おうと言いたいのです。そして、宗教の本質を、人から人へ、生命から生命へ、心から心へと伝える古代の伝承方法をしっかりと手に入れるのです。過去現在の素晴らしい人々の教えを最大限に生かすには、本当にためになるものと、ただ単にスピリチュアルビジネスの掲げる信仰のシステムとして我々に課せられているものとを見分けなければならなかったのです。私は何十年かをかけて、この作業を自分で行ってきました。本書では、私自身の経験から、そして私の友人の経験から、私たちのような普通の人間が自由な存在となり生命の本質を理解するために不可欠であると思われる事柄を認識できるようにし、その練習法を提案します。練習を通して、生命における相反するものの結合が理解できます。そして、生命のエネルギーが制約を受けることなく、ときにゆったりと、ときに激しいリズムでよどみなく流れていくようになります。練習は簡単でわかりやすく、文化の妙技や大変な才能を必要せずとも、誰もが簡単に実践できるものです。何の制約も受けない体と心に、生命の持つ無条件の力が流れるのです。これは、すべての人が生まれながらに持つ権利であり、それこそが生命自身の力なのです。

女性の役割

　私には、イスラム社会やヒンドゥー社会における女性のことを考えれば西洋では女性は公正に扱われている、とも言えないように思えます。偉大なる世の中の仕組みにおいて、西洋の女性もつい最近投票権を得たばかりなのです。男女間の力をめぐる競争は続き、昔ながらの男性的なものの考え方が、いまだに男性と女性の心を支配しています。男性は女性の力を恐れ、一方多

くの女性は自分自身であろうとするよりも、男性の複製になろうとしています。女性的な力は、男性的な力とはその形も感じもまったく違っています。それぞれの生命における男女、陰陽の構成と特質は、個人の持つ性差や性格の特徴によって、それぞれ独特な様子で表されます。ところが、文化によって奇妙にも画一性が求められ、男性社会に根を張る考え方によって個人に求める性的役割がそれぞれの中に刻み込まれているため、各自が持つその人特有の生命の表現が否定されているのです。ヨーガの助けを借り、体や呼吸の中にある生命の相互性、その密接な関係が持つ力を体系的に理解し練習することで、社会規範による制限から解き放たれ、自分の持つ特異な性質を見つけ出すことができるのです。男女間の相互関係が損なわれているのは、今なお普遍的問題です。以前にも増して今こそ、我々は男性女性の特性のバランスを取り、それを強固なものとする必要があります。お互いの助けが必要なのです。そうすれば、以前にはなかったほど、お互いを受け入れることができるはずなのです。お互いを受け入れ、公平な立場でやりとりすることによって、男女の特性をお互いに理解できるのです。そこにこそ力を見出すことができ、そしてふたつの力がひとつとなるのです。

民主主義

何世紀もの間、教義は男性によって社会性の中に押し込まれてきました。政治的支配には、それが必要だったからです。その影響は、いまだに私たちの中に見て取れます。しかしながら、民主主義によって教会と国家が切り離され、自分自身の生き方をする自由とその選択が個人に保障されました。このような変化によって、相互関係を理解し、文化の束縛を受けることなく性別によって、個人によって、一人ひとりに独特な生命を表現する地盤ができたのです。街は今も、壮年期においてまだお互いに満足できるような関係に出会えないでいる人々でいっぱいです。パートナーのいる人にしても、その関係を本当に親密な間柄までには発展できないでいます。お互いの関係がなくては、満足は得られないのですが、その必要はないと説く新旧様々な教義があふれているのです。ヨーガは、あなたがこの関係を見つけ出すための、神からの贈り物なのです。

第1章　ほんとうのヨーガとは？

ほんとうのヨーガへの一歩

　生命体とそのエネルギーは、相反するものの相互関係の中にあります。それ以外の道はありません。それがヨーガと生命を実感するための手段なのです。この奥深さを認識し感じるためには、実際にまず自分の体と呼吸に寄り添うことから始めていきましょう。自分の生命に敏感になれば、近しい人、親愛なる人などすべての生命に対して敏感になることができます。これは、あなたが思うほど難しいことではありません。第3章にある練習の基本は、ヨーガをしたことがある人にも初めての人にも、正確に、簡単に取り入れられるはずです。これが、自分の自然な状態と寄り添うことを実際に経験する手立てなのです。

　私は奥深い夢想にふけることがあり、南インドのタントラの寺院管理をしていた過去を時折夢見ます。人々は虐殺され、すべてのものが汚され、それでも廃墟の中で私は続けて文化を維持しようとしているのです。これは実際にあったことなのか空想が見せる光景なのか、私にもわからないのですが、すべての人にヨーガのプロセスを明確に示したいという私の情熱を語っていることは確かです。ハタ・ヨーガを正しい方法で行えば、生命体に存在するあらゆる種類の相互関係を、現実の我々の生命として築き上げることができます。相互関係はすでにそこにある自然な状態であり、その中では生命の力と平穏が明らかに見て取れます。それはバラモン教信者とタントラ教信者の間にあった議論などとは関係ありません。両者とも同じように、神や超越という名の究極で終わりのない喜びを見つけようと、異常なまでに試みてきました。両者ともに、生命やお互いに反応しているのです。本書では、文化が誇張してきたものから解き放たれれば、自然に生命を楽しむことができると述べているのです。ヨーガとは、ありふれてはいるけれど満足感に満ちた、生命の自然な行為なのです。

　何かを成就するのも、ごく自然なことです。私たちの平穏はどこにあるのかを知るのは、何度でも繰り返す価値あることです。心に何かを課せられるよりもっと前から、何らかの達成というものはすでに存在しています。そして、相反するものをお互いに大事にしていく中で、生命から生命へと自然に動いていくものです。世界の文明のおかげで、生き残りのための問題は解決されました。食料も住居も十分にあり、教育やキャリア、富の蓄積、芸術、科学や

宗教といった時間のかかることにまで目を向ける余裕ができました。これらはすべて素晴らしく、興味深いことですが、多くの人が、人間同士の親密さを育む時間に代わって、こういうことに時間を使うようになってしまいました。文明を持ってしても、いまだに人間の悩みを癒すことはできず、生命は否定されています。人間の抱く天国とは、人を励ますために作られた現実世界の代替品であり、それによってこの生命の驚異は否定され、この豊かな楽園が地獄に変わってしまったのです。我々が基本に帰り、自然をいつくしみ、お互いを意識的に心から大切に思うことなくしては、苦しみはなくなりません。そのいつくしみの気持ちは非常に深く、我々は皆、自分自身のことも自然の生み出すすべてのものも大切に思うようになるのです。この地球上のすべての人間と生き物が、自然が差し出す恵みの中で生き残り、食物を得て、安らぎを手に入れる姿こそ、完全で満ち足りた生命の姿です。目を見開き、しっかりとした大地に心奪われてみましょう。自分の生命を完全に感じていれば、すべてのものを感じ、他人の苦しみに敏感になって、苦しむ人を自然に助けられるはずです。他に代わりとなるような道はありません。これこそが生命を自由にし、心を明らかにする唯一の方法です。そして、このように実践しようとすることだけで十分、この先長い間私たちは創造的で、なおかつ忙しくなるはずなのです。この目的を達成するまでは、他のことはすべて二の次と考えようではありませんか。

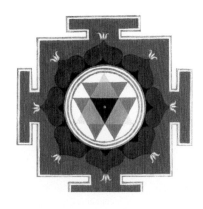

ヨーガのすべて

　延々とヨーガについて学ぶのはいやだという人のために、ここでヨーガの全体像を説明しましょう。ヨーガとはリラクゼーションであり、自分自身の生命とともにいることです。知識を積み上げていくことでは決してありません。ヨーガを十分に生活に取り入れるために必要なのは、あなたの体の中に存在する生命、よい友人を数人、信頼できる指導者、そしてほんの少しの技術的な知識だけです。それならもうすでに、あなたが持っているものばかりかもしれません。ヨーガとは知識に関するものではなく、ヨーガの差し出すものはすべて、あなたの持っているものなのです。あなたがすでに持っているものを大切にすること、これがヨーガのすべてです。

　もしも自分自身を何とか変えたいと思っているのなら、ヨーガがその助けとなるはずです。ヨーガは、健康上の問題を解決したり、神秘的なことを達成したり、サマーディ（超意識）の状態に至るのを助ける、大変実践的な科学です。実践的な手段なしには、心に思い描いていることを達成しようと思っても、気持ちばかりが先走りうまくいきません。こうなりたいと願う理想と実際の自分の状態があまりに違うため、葛藤に苦しむことになりかねないのです。変化をもたらすためには、何か実際に道具を使わなければなりません。さもなければ、いらいらと不満に苦しむばかりです。そうなるくらいなら、そもそもなりたい自分を心に思い描かないほうがよいくらいです。もしくは、到達したい目標ではなくて、自分の使う道具に集中するほうがよいでしょう。

　ところが、実はもっと大きな問題があるのです。宗教が私たちの今現在の姿に代わる理想の姿を掲げることで、葛藤が生まれているのです。解決の道を示すことで、生命そのものは克服すべき悩みなのだと示唆しているようなものです。そして、無意識のうちに問題があると思ってしまうのです。文化の勢いに流されて、そもそも問題自体が存在しているのかどうかを確かめることもしなくなっているのです。幸せを見つけたいと願っているのは、不幸せな人だけです。つまり、幸せを追求するのは不幸せな行為なのです。幸福とは

手に入れるものではなく、今ある生命の実体としてただそこにあるものです。幸せの追求は、正しいかどうかもわからないのに社会の原理となり、不幸を大きくするという逆効果を生み出しているのです。不幸を取り除くために考えられた無数のスピリチュアル療法や解決法も、自分は不幸なのだという気持ちに拍車をかけているだけです。実のところ、このような方法を提唱している人々は、悩める人がものごとを信じやすい点を巧みに利用して、ますます悩みを増長させているのです。生命は、苦悩や疑問を抱えた形で出てきているわけではありません。また、答えを持っているわけでもありません。そもそも、何の疑問も最初から存在しないのです。文化が目に見えない完璧なものを掲げようと、私たちの生命、血と肉、そしてこの世に現れ出るすべてのものは、もっと完全で奥の深いものです。そして、この完全なものは、あなた自身のものとして、あなたの手の届くところにあるのです。しかしながら、文化によって強迫観念に駆り立てられるように完璧さを求めるあまり、すでに自分自身の中に生命として確立され、ふんだんに与えられている完璧さには気づくことができなくなっているのです。

　ヨーガが、自分の中に生命として確立された幸せを知的に感じるためのものではなく、このような誤った考えを構成する一部となる可能性もあるのです。人類は掲げられた教義に必死になり、やみくもに富を蓄え、教義を伝える師の説く精神を養うことで自分の身を守ろうとするようになりました。自分自身を向上させることや、すべての人が意図した通りの健康と快楽を手に入れるために生命の豊かさを再分配することがいけない、と言っているのではありません。ただ、本当に懸命になるべきものは何かを知らなくてはならないと思うのです。神に対しても、その組織に対してもまったく疑いが抱かれていないこの地球で、すべての生命を育て癒すことが生命体としての我々の責任であることは明らかです。人間がこの責任を果たすことを当然のごとく最優先しなければ、神を認識することはありません。これを実現するためには、恐れに寛大になり、自分が完全であることに気づき、私たちの中にあるすべてのものを再評価する必要があります。まるで大声を上げている人ごみの中でささやくかのようですが、それでもこのささやきは真実であるがゆえに力強いものです。下地はできあがりました。これで、今までとは違ったふうに生きていけるはずです。古い慣習に惑わされることなく、自分の足で立ち行動を起こす、勇気ある人が多く出てきたのです。

社会性

あなたは、ここに存在する生命です。それがすべてです。生命とは何でしょうか。それは何であれ、すべてが結合されたもので、それこそがあなたなのです。これは哲学ではなく、交渉の余地もないことです。どうぞ、そのまま信じてください。しかし、あなたの心は社会環境の中でいろいろなものを受け継いできて、生命とはどういうものか、どのようにして自分自身を見つければよいのか、ありとあらゆる考えがあなたの中で巡っていることでしょう。自分を見つける必要などありません。自分を失ってしまったことなどないのですから。生命が持つ力も知性もすべてあなたの中に、あなた自身として現れ出ているのです。心に疑問を抱えることは、あなたというこの素晴らしい生命体に対する不正行為です。心に疑問が沸き起こってきそうになったら、心を透明にするためにヨーガを少し行ってください。その方法は、後ほど説明します。ヨーガを通して自分自身がいかに素晴らしい状態にあるのかに気づき、その中にリラックスして身を委ねてみてください。悩まず、リラックスしてください。ヨーガが葛藤の一部となってしまわないように気をつけ、何か変化が実際に起こるまで、そして心が透明になるのを感じるまでヨーガを行ってみてください。そして、リラックスしましょう。見つけなくてはならない真実など、どこにもありません。あなたがそこにいる、それだけでいいのです。あなたはここにあるこの生命体の中で、自分自身の地の上に立っているのです。

ヨーガの指導者という立場上、多くの人とそれぞれの状況について話をする機会があります。聡明な人は必ずといっていいほど、自分の人生におけるキャリアや金銭にまつわる問題、人間関係に関する悩みをスピリチュアル療法や、ヨーガ、瞑想などに投影しています。これでは、生命に努力の重荷を課しているだけです。自分の生命をいつくしみ、自分自身の生命が持つ他と異なる性質を楽しむことになっていないのです。

キムの場合

最近出会ったキムは、難しい状況にありました。キムはアジア系アメリカ人で、彼女の家族は新しいアメリカでの生活に適応するために困難にも立ち向

かいがんばってきたそうです。キム自身もアメリカ流のやり方で様々なことに取り組み、クラシックダンスを極めて、プロとして何年もやってきました。しかし、芸術家が望むような称賛は得られないままでした。そこに、危機がやってきたのです。ダンスのプロとしてやっていく中での絶え間のない葛藤、また家族のために文化の橋渡し的存在であることが、キムに犠牲を強いたのです。精神的にも肉体的にも、問題が起こりました。ここで、ヨーガやスピリチュアル療法が功を奏するはずだと思われることでしょう。学問に熱心で、人生のその他の面でも非常に規律正しいキムは、ヨーガの指導者を探し、ヨーガの練習を確固たる決意を持って始めました。純粋で勤勉なキムは、指導者の勧めに従い、掲げられた目標をそのまま受け入れ、ひどく大変なヨーガの練習と瞑想もきっちりとこなしたのです。キムのそのやり方は理にかなったことのように思われますが、実のところは、すでに持っていた悩みに加えて、何かスピリチュアルなものを見出さなくてはならないという葛藤を彼女の生活に付け加えただけだったのです。

　出会った頃のキムは、ヨーガで求められる直立ができるようにと、常に意識して姿勢を正していました。本当にがんばっていたキムですが、自分に対するイメージはどんどん悪くなり、苦しい思いは増すばかりだったようです。十分な筋力がついていないにもかかわらず、ヨーガの練習で体を曲げる動作をしすぎたため、腰に支障をきたしていました。そして、インドの伝統医学、アーユルヴェーダで言うところの熱を帯びた状態になり、不安症候群に陥ったのです。言われたことをそのまますべて、非常に論理的で信頼の置ける方法として受け入れてきたキムを思うと、私の心は痛みました。信頼するのは我々にとって自然なことではありますが、よくあるようにキムもまた、与えられたやり方に信頼を置くことで、単に自己に疑問を投げかける形になってしまったのです。適切な人間となるには、自分にはいくつもの成し遂げなくてはならないことがあるのだと思ったら、自己に疑問を抱く以外の何ができるでしょう。私はキムに、私がこれまで見てきたのと同様のことがキムにも起こっていることを説明しました。その昔ヨーロッパの宮中で王室の人々の楽しみのために若い才能がむしばまれていたのとさして変わらないようなことが、ダンスの世界では今も行われていたのです。基準に至っていない人に対して何の助けもない、非情の世界だったのです。他人に独断的に決められた基準を目標として、それを達成しなくてはならないと思い込んだために、自分は惨めな思いをし

ているのだということが、キムにも間もなくわかりました。彼女がスピリチュアルなものを見出そうと努力する中でも、同じことが起こっていたのです。我々は、キムの希望を、キムにとって実際に意味があり、そして到達可能な方向へと一緒に考え直しました。芸術関係のインターネット企業で仕事を得たキムは、競争よりも友情を大事にする仕事仲間に恵まれました。ヨーガの練習は柔軟でなおかつ力強く、彼女自身の体質と健康状態にあったプログラムに変更しました。姿勢の基本は呼吸にあることを話し、キムも自分の呼吸に気をつけるようになりました。すると、体は強靱になり、自然にリラックスしたポーズが取れるようになったのです。キムには何かを認識する必要などないことを話し、安心感を得られるようにしました。こうして、キムは様々な規範から開放され、心落ち着くことができたのです。キムは他にうまく利用される自分ではなく、普通である自分を手に入れたのです。キムにとって、これは大きな変化でした。生命が自分の中から溢れ出すようになり、自分自身と友人の存在を楽しく感じるようになりました。「本物のヨーガが、君自身のヨーガが始まったんだよ」と、私はキムに話したのです。

これこそが、「ほんとうのヨーガ」です。「ほんとうのヨーガ」とは、人々に対して深い思いやりの気持ちを持つことなのです。文化に課せられた不必要な葛藤をすべて取り除き、まわりの人を思いやり、自然の流れのままでいられるようにし、その人が本当に必要とする助けの手を実際に差し伸べること。これが、真のヨーガの姿です。「大切なのは、まわりの人を思いやることだ」と、ダライ・ラマ法王は言っています。その通りなのです。この言葉は、人間の生命が、何かを認識しなくてはいけないという考えから開放され、軽やかになった姿を美しく言い表しています。ヨーガを通して不必要なものを取り除き、まわりの人に思いやりの心を持つことで、私たちは悩める人々への慈悲を説く仏教の伝統に非常に近い存在となることができるのです。

優れている？　劣っている？

　しかしながら、宗教とヨーガの道は苦しみを生み出すこともあります。文化に与えられた模範となる姿に近づこうとするうちに、強迫観念のようなものが作り出されるのです。今ある自分と異なるものになろうとすることで、苦しみ

が生まれます。そして、今ある自分と異なるものになろうという考えが、精神上の普遍の努力を続けようという文化の基本なのです。今ある自分と異なるものになろうという姿勢は、標準として掲げられているものを超えているか、あるいはそれ以下かに振り分けようとする考えを作り出します。社会的な力関係を基準に、何か素晴らしいものと自分との関係を考えるとき、自分はその素晴らしいものより劣っているということになってしまうのです。私たちは、社会が決めたこのような枠組みの囲いを認識し、これを取り払わなくてはなりません。本当に人を力づけることができる偉大な指導者であれば、そのような力関係を自分のまわりに作ることは決してありません。残念ながら、多くの指導者がこのような力関係を作り上げていますが、その指導はうまくいくどころか逆効果となっています。ほとんどの指導者は、この範疇に入っているのが現実です。彼らには英知がないとか、真実を知らないとか、真実について語ることができないなどというわけではありません。しかし、彼らは自分の指導者としての立場を確立するためにこういうものを使い、優劣の力関係を作り上げているのです。人間の生命に元来与えられているものに、目を向けることもありません。これが、ことの正否もわからぬうちに我々皆が封じ込められてしまった社会現象なのです。もうこんなことは、やめにしましょう。

　キムは、ヨーロッパ芸術のエリートが持つ高い規準に自分が届かないことに悩んでいました。そして、自分の悩みを克服しようとしたキムは、ヨーガに目を向けました。ところが、ヨーガもまた同じプロセスをキムに与えることになってしまったのです。つまり、がんばり続けて、決められたゴールにたどり着かねばならない、と植え付けたのです。もともとそういう社会気質が身に付いていて、素質も意欲も十分にあったキムは、ヨーガの練習にも懸命に取り組みました。けれど、ますます惨めになっていくばかりでした。私は、キムにがんばらなくてよいと話しました。「スピリチュアルなことを考えなくてもいいんだよ。哲学など、忘れなさい。向上しなくては、と思うことはないんだ。君は生命としてここに生きていて、それだけですでに完璧なのだからね」。すると、キムは瞬く間に安心した顔になったのです。明らかに、落ち着いた様子になりました。このようにして問題に対処するのがヨーガであり、癒しであり、思いやりなのです。彼女に必要なのは、こういうことだったのです。この瞬間に、彼女は悩みから解放されたのでした。これこそが、「ほんとうのヨーガ」です。何か足りないものがあるということが前提の社会規範の中で、もがき苦しむこ

とのないように、思いやりの心を持ってヨーガを教えるのです。

あなたに欠けているものなど何もないのです

　あなたには、何ひとつ足りないものなどありません。そう、神でさえ。これは一体、どういうことを言っているのでしょうか。実は、驚くばかりに簡単なことです。上っていくべき階段もなければ、疑問もそもそも存在しないのです。というのも、あなた自身が生命体そのものであり、すべてのことを為す宇宙だからです。生命としての存在そのものがまさに素晴らしき驚異であり、そしてそれはあなた自身なのです。こんな簡単な事実に気づくだけで、人には変化が訪れます。これはどんな人にも起こり、また、肉体的精神的に成長していくどの段階でも起こりえます。それまでの自分の認識とは違って、ものごとをまったく新しい捉え方で受け止めるようになるのです。まるで、人生を揺り動かさんばかりのことでしょう。今まで経験もしなかったようなことが、突然あなたに当然のこととして映るのです。そして、「あぁ、私は今、生命としてここに生きている」と実感することでしょう。魔法のような出来事が起こったわけでもなければ、突然悩みがなくなるわけでもないのですが、それでも何だかとても楽になるはずです。私達の心や感情には過去の軌跡が残っており、苦難から解放されないこともあります。悩みはなくなるかもしれないが、なくならないかもしれない。つらい思いをひきずっているのなら、それを癒す方法を何か実際に試みればよいのです。ヨーガなどの療法が、その役目を果たしてくれるはずです。ただ、どんなことが起ころうとも、その背景にはある種の満ち足りた気持ちがあります。どんなこともすべて、生命の中に起こることであり、人はただそこにある生命として存在しているものです。生命は、どんなことであれ受け入れることができるのです。生命の中にゆったりと身を委ねてリラックスすれば、生命に本来備わった力強い治癒力によって、問題は取り除かれるか、あるいは問題の最中でも幸せでいられるようになるはずです。そして、やがて身体機能もすっかり回復することでしょう。生命は驚くばかりに複雑であり、自己調整機能、バランス機能、そして治癒機能に優れています。器官のすべてが機能し、体全部でものごとを知覚する。そして、体を伸ばし、呼吸をし、他と関わりを持ったとき、何かが起こるのです。

キムの例は、誰もが通る道です。自分自身が生命として動き、自分自身の環境を作り出すことは、まるで奇跡のようなものです。そんなことができているのは、ほんの一握りの人間です。社会性が深く根付いたため、人は自分自身の視点、理解とは異なる文化にのっとった動機と期待のもとに動いているものなのです。生命としての基盤と実体を築き上げるには、お互いの助けが必要です。簡単なことなのですが、これを突然認識することもあれば、時間のかかることもあります。そしてそのとき、幼少の頃以来初めて、ただ生けるものとしてここに生きているという感覚の中に身を委ねて、その感覚を楽しむことができるのです。1、2歳にもなれば、我々の中には社会性が植え付けられ、人は自然から引き裂かれてしまいます。そして、生命は恐怖におののき、萎縮してしまいます。ですが、この考えを受け入れることによって、今までの自分を変えてリラックスすることを覚え、治癒力を高めることができるのです。

アマンダの場合

数日前のディナーパーティーでのこと、友人のアマンダが自作の新曲「息吹」をピアノ演奏してくれました。美しく、感情に満ちて、穏やかな曲でした。アマンダは、自分の作曲にシンプルな中にある奥の深さのようなものを新たに見出した、と話してくれました。以前は、自分が音学大学で学んだ複雑な技術を、いかに作曲に取り入れるかに苦労していたということです。技術の限りを尽くしてピアノを弾くため負担がかかり、演奏中に起こる背中と腕の痛みはどんどんひどくなりました。気持ちがふさがり、夫婦関係はぎくしゃくし、競争の激しい音楽界における自分のキャリアに、大きな疑問を抱えたのです。それまで、精神論の絡んだ何らかの療法に心酔したことがなかったアマンダには、ヨーガを紹介するのは簡単でした。簡単な動きと呼吸の練習を毎日重ねるにつれ、アマンダは自分自身の呼吸と生命体としての自分の存在に気づいたのです。自分の生命の中にゆっくりと身を委ねてリラックスすると、肉体的、そして精神的な痛みも消えていきました。それに加えて、日々のヨーガの練習の一貫として、高度な技術を追い求めることなく純粋に自分の楽しみのために毎日ピアノを弾くようにというアドバイスに、アマンダは従いました。その効果は、アマンダ自身にとってもまわりの皆にとっても驚くべき結果となって表れました。

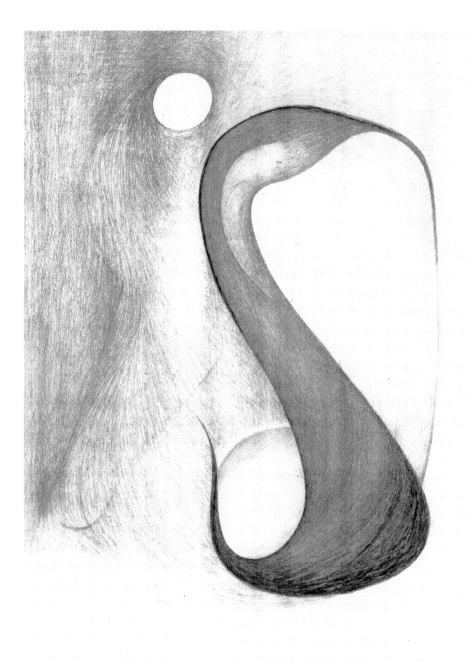

呼吸と体が生命として動き出したのと同様に、アマンダの音楽も生命として動き出したのです。アマンダは、作曲家としてのキャリアに新たな始まりと成功を感じたと話してくれました。アマンダは自分自身のために、そして友人のためにピアノを弾くようになり、それと同時に素晴らしい作品が生まれました。その作品は、技術やこれまでの音楽スタイルに捕らわれることなく、自己を表し、自分の感情を表現するものとなったのです。アマンダの音楽は、今までになく深く心に染み入るものとなり、アマンダの手からは生命が溢れ出さんばかりでした。その上素晴らしいことには、アマンダは自分の生命にいつくしみを感じるようになり、夫に対する愛情も湧き出てきたということです。ヨーガの効果は、これでもうよくおわかりでしょう。

社会性を解き放ちましょう

芸術・商業・精神性の追求などあらゆる分野で社会は我々に理想像を掲げ、その概念に捕らわれた私たちは、そのモデルに必ず到達しなくてはならないと信じ込まされてきました。しかし、私にも私の友人の多くにも、何かが起こったようです。社会や指導者によって植え付けられた疑問が、我々のシステムから抜け落ちたのです。私たちは何も、特に変わったことをしたわけではないのですが、疑問が自然に抜け落ちたのです。まるで昔からずっとそうであったように、自然になくなりました。そして、計り知れない深い感情とともに、生命がそこに感じられたのです。生命の持つすべての機能と生命の驚異に自然と寄り添う自分が、そこにはいました。ヨーガという形で、無限のエネルギーが体の中を動いているのです。生命を生き、ヨーガを行っている私たち。そこには、すでに自分の中に自分自身として確立された生命の動きがあるばかりで、成し遂げなくてはならないものなどありません。私たちは、これを「悟り」とは呼びません。「悟り」もまた、わなのようなものであって、私たちからは抜け落ちたものだからです。これは、普通の状態なのです。そしてその普通の状態こそ、私たち皆が楽しんでいるものなのです。

あなたは今、ここにいます
――『ヨーガ・スートラ』にある言葉より

　あなたは今、ここにいます。あまりに明らかで、これほど簡単なことはなく、単純すぎてそれを口にすることもなければ、しっかりと認識することもほとんどありません。けれど、一度でも気がつけば、それはあまりに明白なことです。何の疑いもなく、生命という純粋な真実を感じることができるはずです。ですが、社会性に従う我々の心の中には、人間の完璧さについての考えが深く染み込んでいます。古くからある科学的、宗教的思想によって、私たちの中にすでに存在している生命の持つ完璧さ、私たち自身の持つ完璧さ、そして自然の持つ完璧さが見えなくなっているのです。私たちは、自然と何ら変わるところはありません。変わるはずもありません。自然の中で、私たちはすべてのものと相互依存の関係にあるのです。宇宙は完璧です。見事な調和を成し、その存在は無限です。そして、それが私たちの自然な姿なのです。

完璧とは？

　ところが、私たちの前には文化の掲げる模範があります。まるで私たちが生命としての完璧さを持ち合わせていないがごとく、文化は架空の完璧さを身にまとうヒーローを仕立て、我々にそのヒーローの真似をし、それに従うように促しているのです。我々は、生まれながらにして無限の宇宙と結び付いていて、宇宙に依存しています。それなのに、数え切れないほどの聖人、賢者、救世主、グル、スワーミー（僧）やその弟子は、我々を十分で完璧な生命の形と認めないかのように悟りを説き、神の認識、自由、今の自分となるべき自分を語ってきました。悟りや純粋さ、そして神への到達といった考えはわなのようなもので、実はまったく逆の意味を含んでいます。私たちの自然なままの生命には、もともと悟りも神も存在しないのです。悟りを開いていないも

のが、悟りを口にするのです。恐怖心を抱き、生命に反発し、別の道を追い求める中で、精神的教義は生まれました。そして、歴史の中で権力と富を操る手段として、精神的教義は様々な場所で急増していきました。文化の掲げる精神上の真実を追究しようとするあまり、我々の中にある真実は否定され、私たちは自然な姿から引き離されました。

　この傾向は、思うほどではないにしろ、宗教の原理主義においてますますひどいようです。歴史的影響でこういう思想は深く私たちの中に刷り込まれ、大きいものにしろ小さいものにしろ、その影響は計り知れません。これでは、私たちの内外で感じられ、目の前に差し出されたこの完璧さを堪能することはできません。この考えに押し流され、人は何かもっと別のものを求めてさまよってきました。ですが、現在の姿から目をそむけて、ここにある生命とともに存在することはありません。何か完全な状態というものがあるとするなら、それはこの生命です。そして、生命は今、私たちの手の届くところに、力強く存在しているのです。これには疑問の余地もありません。60年代のアメリカのヨーガの世界では、「今ここにあれ」と唱え、実は疑問にもならないことをあたかも疑問のように取り扱って、人々の心を導こうとしていました。ですが、あなたは今ここにいるのです。それがすべてです。どうぞ、リラックスしてください。何もする必要はありません。さぁ、これがヨーガの始まりです。ヨーガとは自然な流れであり、常にものごととのつながりを大事にして、必要なときにはその一体化を図ることができるものです。

　ここには計り知れない力と、一体感が感じられます。あなたの中で、あなた自身としてしか感じることのできないものです。自然は、与えられた見本の中で機能するようなものではありません。我々は皆同じところに存在していますが、それぞれの生命はまったく特異です。文化によって導かれた規定の精神構造をそのまま真似しようとしたのでは、自分自身の持つ独特の存在とその力は失われてしまいます。皆それぞれ、異なった過程を経るようにできているのです。一人の偉大な人間にとってうまくいったからといって、その同じ方法が別の人にとっても最良であるとは限りません。あなたという人間は、今ここにただ一人です。精神のたどる過程を画一化して、それをモデルにしたところで、あなたにとってその方法がうまくいくはずはないのです。そんなものは必要ではありません。このような精神上のモデルは、唯一無二の生命であるあなたの心をおびやかし、自分の個性を大切にして自分自身の行動を取

第1章 ❖ ほんとうのヨーガとは？

ろうとするあなたの邪魔をするだけです。素晴らしく論理的に、そして執拗なほど熱心にものごとを説く人々は、それを聞いている人の心に疑問を生み出しているだけです。精神の悟りを開いたという人々は、完璧さとはどこか別のところにあるもので、我々には到達できないことだと言っているようなものです。私たちの心は欠点だらけで、どこかにある完璧という到達点には至るはずもないと言っているのです。これこそ、文化に与えられたまったくどうしようもない観念です。

インドの人々は、神や女神の存在を様々な形で経験し楽しむ一方、自身の生活は社会的に制限の多い中、依然として抑圧を受けたままです。同様に西洋では、映画を見ることでたくさんの冒険を疑似体験し、様々な生活を垣間見ますが、その一方で自分の毎日の生活は他と変わらずありきたりで、かなり孤立したものです。見せかけの現実に意を注ぐあまり、自分自身の自然な生命を見つめ、その存在を感じることができないのです。少なくともメディアの中では、有名人は皆あんなにも楽しそうなのに、一般の生活は単調に続いていくばかりです。文化的、社会的な心が、このような二分化を作り上げているのです。ありとあらゆる素晴らしいことが起こっている、きらめくような想像の世界がある一方で、自分自身の肉体とエネルギーが持つ奇跡は見えなくなっているのです。核となるべき台本、つまりすべてのことが起こっている私たちの生命には、消極的になってしまったのです。

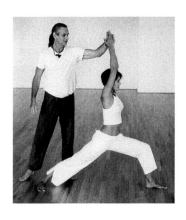

あなたは本物です

　誰にも、深遠なる自分自身の存在を直接感じることは可能です。それは、想像するよりずっと簡単なプロセスです。体、呼吸、相互関係のヨーガを始めればすぐ、自分は本物であり、ここにある生命であり、生命という驚異に本能的につながれていることが実感できるでしょう。社会的考え方に染められ、自身の存在から離れたように感じ、そのために何かの療法を受けている人にも、療法の効き目が早くなるか、あるいは療法自体必要でなくなるかもしれません。私たちの中にはすでに、すべてのものとつながりあった、非常に奥深いものがあるのです。しかし、ものを二分化する思考構造から脱するのは、孤独な経験ともなりえます。私たちの世界で、旧来の制度や行動パターンはすべて、ものごとを分離することと恐怖の上に成り立っているからです。街の教会に熱心に通うことがなくなり、今までのように政治や出世に一生懸命になることもなくなるかもしれません。多くの人が不公平な目に合っているのに心を痛め、現在を不完全なものと示唆している教義が素晴らしいものとして扱われているために人々が無力になっている現実に失望するでしょう。しかし、勇気を持って立ち上がれば、実は自分は全体とともにここにあるのだということに気づくはずです。私は、ここに存在している。何故なら、まわりのものも皆ここに存在しているから。これほど、明らかなことはありません。

全体とのつながりの中で

　こういう考えを持つことで逆に、望めば今いる社会制度の中にとどまる場合もあるかもしれません。思想や社会構造について問題を感じることはあっても、人間に対してそういうことを感じることはありません。人は皆、ここにある生命体なのです。実は、誰も一人で存在することなどありえず、すべての人は助け合って生きているのです。全体から離れての存在など、必然的にありえないのです。
　喜ばしいことに、締め付けられた心も打ち破られつつある兆候が、あちこちで見受けられるようになりました。私たちは、全体の中に思う存分身を寄せることができるのです。我々自身が、全体を成しているのです。すべてのもの

から、我々は影響を受けています。情報、芸術、音楽、ダンス、テクノロジー、科学はすべての人の手に届くものになりつつあり、万人の娯楽となりうるのです。商業の世界では、健全な地球を望み、そこに住む人々の健康に気を配り、まわりに配慮するという気持ちがなくても富は手に入るという考え方が今や終わりを告げているのが感じられます。世界中の力は、国境を越えて分け与えられてきました。企業文化は世界的規模となり、現地の人々のニーズや個人的、国際的見地に誠実に対応することが要求されています。地域や環境保護に関心を持つことが、商業上でも重要になったのです。精神の教えを説く人々の中にも、「我々と彼ら」という二分化の考えを作り上げる教義を必要としない偉大な指導者が出てきました。私がダライ・ラマ法王を心から尊敬しているのは、彼が世界的指導者でありながら、グルを演じるゲームに何の興味も示していないからです。ダライ・ラマ法王はいかなる「主義」にも関心がないようであり、少なくとも一般観衆の前では、意識と無意識の存在という仏教の教えにも、ほとんど興味を示していないように思われます。彼の存在とその人間性は、ごく普通なのです。自分自身を指導者という特別な立場に置くこともなければ、自分は他とは異なるのだと見せることもありません。しかし、彼が普通であることは、いかに並外れて非凡なことでしょうか。「我々は皆、同じ中に存在しています。ですから、お互いに思いやりの気持ちを持ちましょう」とは、彼の公に対する教えの言葉のように思われます。これこそが、すべてを物語っているといえるでしょう。

　しかし、ダライ・ラマ法王は500年もの歴史を誇る、禁欲主義を貫いてきたと思われる男性からなる系譜の長であるという事実があるからこそ、暗黙のうちに力を発揮してきたというのも、また、残念ながら事実です。我々は、そのようなことに意識を向ける必要はありません。こういう文化の形とその考えが、我々皆に影響を与えてきたということが、ようやく理解されるようになってきました。長い年月をかけてローマ法王がヨーロッパの心を作り上げてきたのと同様です。すべて整理しなおさなくてはなりません。この世界で、私たちはいまだに帰るべきところから離れています。世界の力の構造の中に、革命をもたらすことができるかどうかはわかりません。それでも今この場でできることが、いろいろとあるはずです。ヨーガ行者にも、ヨーガ指導者にも、何かが起こっているのです。

　もっと正直に考えてみると、人生とは本当に、幸せを探し見つけることにあ

あなたは今、ここにいます ―『ヨーガ・スートラ』にある言葉より

るのでしょうか。「生きとし生けるものはすべて悩んでいる」という仏教が、正しかったのでしょうか。自己と他人への慈悲の気持ちは、生まれ出てくるときにそこに整然とあり、そして死んでいくのでしょうか。西洋では、苦悩とともに自己評価は低くなり、自分を恥ずかしむ気持ちが生まれてきます。人は、幸せを探すべきものであるとされているからです。スピリチュアルな事柄などに取り付かれるうちに、葛藤は増すばかりです。ですが、すべての人間は悩んでいるのです。だからこそ、心からの思いやりが自然に湧き出てくるのです。痛みも生命の一部として受け入れること、そして実際に一歩を踏み出すこと、思いやりの気持ちを持つこと、これがヨーガです。さぁ、あなたは今ここにあるのです。

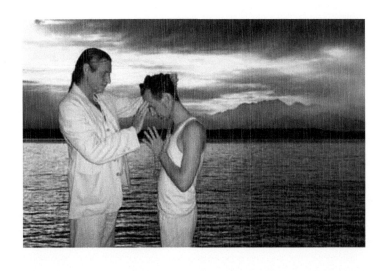

生命のヨーガ

　思いやりを持って指導を行い、助けたいという純粋な気持ちで具体的なアドバイスができる人こそ、素晴らしいヨーガ指導者です。不必要にも到達点を掲げて疑問を生み出すのではなく、人々が生命の中ですぐにも力強くなれるように指導することは可能なのです。しかし、ヨーガに関する情報を求める中にさえ、「私が十分なことを知るなど、ありえない」という気持ちは絶えず生まれます。精神的哲学は今もまだ蔓延していて、指導者もその教えも昔ながらの追求の精神を貫いていることが多いのです。追求を口にしない指導者でも、自分の師としての社会的立場は依然保ったままです。この立場こそが、知るものと知らざるものという二分化を作り上げ、疑いの気持ちを生み、追求の必要性を心に生み出します。こんなものは、必要ないのです。文化が課する考えを伝えているのは、紛れもなく指導者なのです。

　ヨーガを西洋に広めたインドの指導者のうち、初期の指導者は基本的にはヨーギというより修道士で、ヨーガの技術を精神的追求と混同させました。宗教的な指導者たちがしたことは基本的に、いうなればヨガナンダが持っていたような熱心さを触発し、ヨーガの技術を宗教上の目的達成の手段として教えるシヴァナンダの弟子たちを鼓舞したことくらいです。その影響は今も、潜在的にも表面的にも残っています。悩める人をうまくだまして商業的に利用し、その精神を悪用しているのです。私たちの体の中に、本来我々のものではないはずの疑問や野望が植え付けられているのです。そして、無邪気な人々は精神的概念を受け入れ、その限られた意味合いの中でヨーガを試みているのです。実際、ヨーガによって心が澄み、宗教的な経験と洞察力が目の前に現れ出るかもしれません。しかし、そういうことはすべて、それぞれの人の要求に添ったものでなくてはならず、指導者側が独断的に選んだものでは効果が期待されるはずもないのです。私たちは、カードが手元にそろっていなくてもゲームを始めようと思うのです。否定的に聞こえるかもしれませんが、実はとても前向きなことです。不必要なものを否定することで、もっと大事なもの、生まれながらに

して持っている生命体の中へと解き放たれるからです。そこではどんな特別な宗教的経験も、まったく必要ないのです。

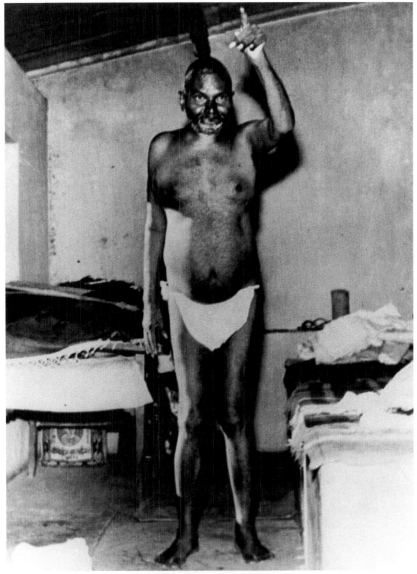

Nityananda in elderly life

商品化されたヨーガ

　ヨーガでは、ヨーガの原則の全体像から一部分を取り出して強調し、それを個人の特性に合うように適用します。現代のヨーガの提唱者は、自分が詳しいごく一部の観点ばかりを高圧的に強調するため、混乱を増しているのです。B.K.S.アイアンガーは、ヨーガの原理とはほとんど関係のない運動解剖学に興味を持ち、自身のヨーガを考案しました。K.パタビジョイスが教えるアーサナの連続は、ヨーガ全体から見ればごく一部でしかないというのに、規格化した標準の練習プログラムとして教えられているため、人々は何かスポーツでもするかのように大変な思いをしながら練習をしています。こういうスタイルのヨーガに対して、ヨーガの原則を理解するT.K.V.デシカチャーは、アーサナに重きを置くより療法としてのヨーガの面を強調し、ヴェーダ聖典（バラモン教の聖典）やパタンジャリなどの指導者を手本としなくてはならないと言っています。

　人気のある、もっと激しいスタイルのヨーガをしている人にとって、こういう方法はわかりにくいでしょう。激しいヨーガをしている人は、ヨーガの原則も自分がよく知っているポーズにあてはめて説明されなければ、理解できないのです。ヨーガの原則を、馴染みのあるスタイルと関連付けて説明しなくてはならないのです。ヨーギは、一様に作られるものではありません。ヨーガの練習を個人に合った、効果の期待できるものとするには、よく知られた形だけでなく、ありとあらゆる練習を取り入れる必要があるのです。そうすれば、何か素晴らしいものを手に入れることができます。しかし残念ながら、こういう指導ができる指導者はほとんどいないのです。インドのマスターたちがヨーガを一般に広めた偉業を否定するつもりはなく、ヨーガ全体として考えれば、彼らの教えが成し遂げたことは決して無意味ではないでしょう。しかし、あなたは自分自身でヨーガを理解するか、あるいはヨーガの全体像を把握し、しかも絶対的なシステムを作り上げたりブランド化して市場に売り出したりしていない指導者を見つける必要があるのです。有名な指導者たちは、独断的に知識と達成目標を詰め込んで、それをビジネスにして競い合っています。権威をかざして練習のシステムを市場に出し、それをヨーガと呼んでいるのです。世界中の様々な流派が同じように横暴なやり方で、自分こそがヨーガの真髄を語っていると主張してきました。彼らが皆、同じように独裁的なグルと

ともにヨーガを学んできたからです。

　しかし、このようなヨーガの多くは、ヨーガ全体から見ると誤ったものであったり、ヨーガのほんの一部を取り出したものだったりにすぎません。フランチャイズとして、あるいは競合するブランドとしてビジネス上の目的を達成するために地域社会の中に強引に入り込んで、人々の善意と信じやすさを利用しているだけです。こういうシステムは、体と心に一様のパターンを教え込み、最悪の場合は肉体にも精神にもダメージを与えて、中毒のような症状を引き起こしてしまいます。ヨーガのポーズの練習に絡めて、自己啓発を促すような精神的な話が語られることもありますが、体や心を実際に精神に結び付ける古代の技術的な知恵に関しては、まったく語られていません。ビジネスが主な目的であるため、もともとは同じ指導者のもとで一緒に教えを受けていたにもかかわらず、組織の長である指導者たちがお互いに言葉を交わすこともないでしょう。しかし、彼らが教えを受けた偉大な指導者とは、ヨーガの全体像を理解し、それを語ることに一生をささげ、すべての人のあらゆる目的を達するためにヨーガをうまく調整することに尽力した人だったのです。

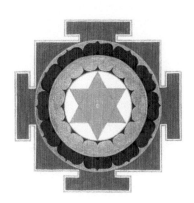

本当に必要なもの

　自分自身として、生命そのものとして、しっかり地に足をつけるためには、まるで台本のようにして押し付けられた社会性の掲げる模範と、その影響すべてをよく考え直す必要があります。それには、綿密な知識と技術が必要です。すべてのものは収まるべき場所に収まっていて、判断を下したり分析したりするべきではないのだというこれまでの古い考えを見直して、それを超えなければなりません。よく見れば、本当に価値あるものと、単に政治力、商業力の利害関係に影響があるから存在しているものや文化に押し付けられているものとの違いが見えてきます。我々は教育を受ける過程で、ものを識別する強い心を身に付けています。科学のような厳密さで、ものごとを調べることができるのです。何と、素晴らしいことでしょうか。窓から精神という場所めがけて放り投げれば、ヨーガは振り分けられるのです。このようにして、生命に植え付けられた精神的概念について考え直し識別することは、決して否定的なことではありません。すべてのものを検討してみるのです。自然なままの自分の直感を信じることは、希望に満ちた他人の理想にも勝るものです。自分自身の生命の驚異の中に存在し、その絶対的な存在を感じれば、前向きな結果がもたらされるはずなのです。

**　あなたの心に訴えて何かを成し遂げるように説く人や組織があれば、それが文化的、精神的、あるいは宗教的なものなど何であれ、実はそれは完璧な形で絶対的な存在を持ち、すでにそこにある生命として生きているあなた自身から、あなたの目をそらせようとしているだけなのです。このことさえしっかりと理解しておけば、あなたは自然なままにリラックスし、体、呼吸、そして相互関係のヨーガを楽しめるようになります。深く根付いた文化から心をもたげれば、あなたは唯一無二の自分自身を表現する生命として、自分自身の地に立つようになるでしょう。そうすれば、本物のヨーガは始まります。**

　これではまるで、文化や宗教そのものを破壊するようだと思う人も数多くいるでしょう。控え目に言っても、心は自然から離れて独立したものだという考えを破壊することになるのです。宇宙が心を支え維持しているというのに、その宇宙と心とは離れた存在であり、心は独立してそこにあるのだとする考え

を、打ち破るのです。自分で論理的に分析すれば、社会性によってどんなことが生命に課せられてきたかは理解できるはずです。教えを説いている指導者を、否定しているのではありません。すべてがここにある生命なのです。それよりも、文化が作り上げた伝説と人類の知性が犯した過ちのために、人間が惨めな状態に陥ってきたことをしっかり見据えることが大切だと思うのです。決して何かを否定しているわけではなく、ただ自分自身の中に正直に立っているだけのことなのです。我々の中に植え付けられた文化的背景を、否定しようとしているつもりはありません。そんなことは、できるはずもありません。心と心の争いなど、何の実を結ぶこともないからです。ただリラックスして、何が起こるか見ていようではありませんか。

ヨーギとはどんな人のことを言うのでしょうか

　サマーディ（超意識）、「内なる平穏」、誇張された内面的、外面的到達点を追い求めなくてはならないと思い込むのは、もうやめましょう。そして、ヨーガを練習しましょう。通常我々は、追い求めることで「真実」に近づけるかのように練習をしています。しかし、これではむしろ、自分の概念の中から自然なままの姿を取り除くような、問題ある思想や心を作り上げているだけです。こんな思いに取り付かれることなく練習を行えば、ヨーガは安全です。自然のままに、我々の生命をよりよいものにしてくれます。ひとつ確かなことは、一人前のヨーギ、ヨギーニになるために必要なのは、あなた自身の体と呼吸、そしてよい友人を数人、それだけだということです。誰か別の人の文化や、古代文化に感傷で味付けしたものなどは、必要ありません。こういうものは面白く楽しげに映りますが、そんなものを必要だと思ってしまうと、本当に必要なことやヨーガにとって本質的なことを見失ってしまいます。あなたの生命があなたの中で脈打つことこそが、大切なのです。

　真のヨーギになるには、何が必要なのでしょうか。それは、精神的にどこかに到達することでもなければ、アーサナをうまく行うことでもありません。必要なのは、自分自身の実体をすっかりそのまま受け入れることです。古代の人々が強調してきたのは、「存在とは何か」、「どのようにして、それを認識するのか」ということでした。実は、存在とはあなた自身なのです。あなたが真実

であり、あなたがヴェーダ（真実）です。あなたは地球に今存在する生命であり、生命としてここにあるあなた自身の中でこそ、人々が熱心に考えていたことを理解することができるのです。それが、必要なすべてです。こうして、あなたも今この時代にこの場所で、9世紀のヒマラヤ文化のヨーギと同じようにヨーギになれるのです。もちろん、必要なものとして文化が行動や信念を掲げ、何らかの枠組みが課せられれば、それに立ち向かう覚悟が必要です。

いろいろな文化

　ヨーロッパ殖民地主義者は、もがき苦しみながら自分の文化を否定したり、その文化を失ったりしました。私たちの多くは、彼らの子孫です。あるいは、植民地主義者によって破壊された社会の子孫かもしれません。こうして私たちは、自分の文化は失われたと感じているのです。世界の素晴らしい伝統に比べて、自分の手にしているものなどほんの微々たるものに思えるのです。そして、自分のバックグラウンドより豊かで賢く見える文化に魅せられるのです。こうして様々な考えに惑わされ、そのため自分自身に生まれつき備わった知性がそれぞれの細胞の中で明るく輝いているのには、気づかなくなったのです。人間の行動は、すべて文化です。文化を放棄しているのではありません。とはいえ、心が一定の枠組みに押し込まれ、正否のほどもわからぬ考えに生命が抑制を受けていることについては、よく考え直す必要があります。文化の限界を知ることで、我々は自分の考えや行動に枠をはめることから解放されます。自然のままに生き、自分自身にしかない表現をすることができるようになるのです。人間が自然に依存していることをしっかりと認識している先住民文化ですら、大変厳しい行動規範を持つ場合もありうるのです。個人の違いを認めないことすら、あるくらいなのです。精神文化では、なおさらです。しかしそれでも、現在のこの状況ですら、これまでのものと比べれば最良のものでしょう。今ようやく、我々はこういう話を表立って語り合うことができるようになったのです。以前なら、こんなことを語ったなら、餓死すべく山に連れ去られ、葬り去られていたことでしょう。ようやく、我々の行動をコントロールしてきた社会伝説から、少し距離を置くことができたのです。世界のあらゆるところで、若者の精神や創造性の中に、それがはっきりと感じられます。私

たちは、文化や社会的態度から見て自分の経験していることがどう映るかを気にすることなく、ありのままに自分の望む生き方をすることができるのです。生命の中に美しく存在するものすべてを楽しむことができるのです。そして、ものの本質を見抜こうとする力によって却って、文化のいろいろな面を積極的に受け入れるようにもなるのです。社会との間になんの闘争の起こることもありません。すべて、ここにある生命なのです。もう、私たちと光り輝くものとの間に何の媒体も必要ありません。橋渡しとなる人も必要ないのです。心の言いなりになることは、もうありません。

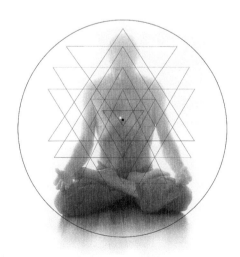

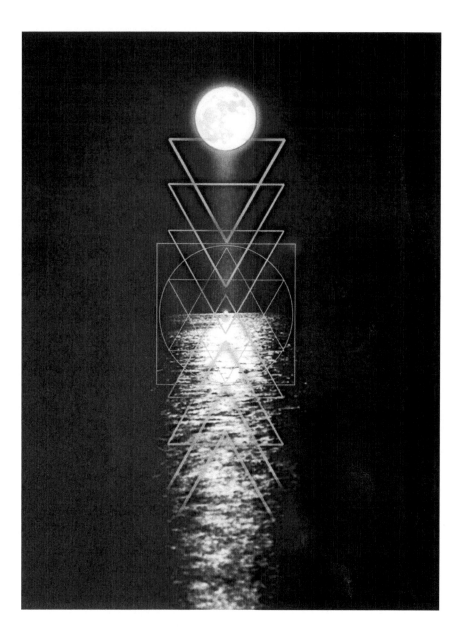

ヨーガとは相互関係です

　自分自身がすでに生命であるにもかかわらず、生命を知ろうと努力する。あるいは、生命以外のもの、我々を生命から引き離そうとするものを知ろうと努力する。こういう不合理な行為に終止符を打ったときに初めて、本物のヨーガが始まります。こういうことこそが、私たちの障害となっているのであり、このような行動をやめない限り、ヨーガの練習も混乱を招くだけです。ヨーガとは、私たちの中に私たち自身として存在する生命が、生まれながらにして持つ相互関係、体、呼吸、知覚、経験などを流れていくことです。自分の経験に反発するというよりむしろ、経験とひとつになって、その経験とともにあるのがヨーガです。そうすればもう、自分の経験に反発することによって体のシステムのどこかがふさがれてしまうことはありません。生命のエネルギーが、流れていくのです。

　生命は、すでにここにあります。そして、すでに結び付いてひとつのものとなっています。私たちは、生命が体、呼吸、あらゆるものとこの上なく美しく結合したものとともに、ここに存在しているのです。自分の経験したことと結び付くことで、生命を経験している自己ともつながれるのです。つまり、ヨーガとはものごととのつながりであり、そのつながりが生命という平穏を差し出してくれるのです。どうすればよいのか、それを理解するのには、少し時間がかかるかもしれません。けれど、実は簡単なことなのです。というのも、私たちが生来持つ知性もつながりも、すでに私たちの中に確立されているものだからです。体とは、まわりの環境に完全に対応できる、完璧なまでに知的なものなのです。まずは、自分にぴったりな方法で、体と呼吸に寄り添うことから始めましょう。そうすれば、その他のものは簡単についてきます。「精神的」練習よりも、まず体と呼吸の練習を毎日続けることが大切です。その影響は絶大で、思いもよらないところにまで効果が出てきます。練習方法に集中することです。その先にあるゴールを気にしてはいけません。実は、私たち自身がそのゴールなのです。心が生命の中でうまく機能するようになり、生命のコミュ

ニケーションを図る手段となります。ヨーガは、生命の大きな冒険です。何かを知ろうとすることでは決してないのです。

ヨーガをあなたに合ったものとするために

　ヨーガを効果的に行うためには、個人の特性と状況にうまく合うように調整したプログラムを用意する必要があります。一人ひとりの状況に応じて、それぞれにぴったりのヨーガがあるのです。どんな健康状態であろうと、21歳の健康なスポーツマンにも、66歳で心臓病とリウマチを患っている人にも、それぞれの年齢、体質や健康状態に応じたヨーガの練習法があるのです。自分にぴったりのヨーガが用意されれば、その練習の効果はすぐさま現れます。自分の呼吸量の限度内で練習し、呼吸のプロセスを高めるような動きを選ぶことが原則です。ヨーガの効果や治癒効果を上げるには、この原則が守れるかどうかがかぎになります。呼吸量の最大限までは練習してもよいですが、それ以上を試みてはいけません。そんなことは、できるはずもありません。自分の範囲を超えて練習をしようなどとするべきではないのです。そんなことをすれば、ストレスを生み出し、肉体的精神的にダメージを与えてしまいます。ヨーガは、各自にぴったりと合ったものにする必要があるのです。お気に入りのジーンズをはくのと同じ感覚で、あなた自身のヨーガを始めましょう。うまくフィットすれば、ヨーガが非常に楽しくなるはずです。そもそも、ヨーガは楽しむためのものです。リラックスして、エネルギーの満ちた自分を楽しむことなのです。効果を期待して、そのためにもがき苦しむことではありません。何かに取り付かれたように練習する必要はないし、そんな練習はするべきではないのです。そんなことをしても、自分は生命の驚異でないかのようにどこか別のところにたどり着こうとしていた、過去の心に後戻りするだけです。ヨーガの練習は、毎日のシャワーや朝食と同じようにあなたの生活を自然に支えるものです。決して、大きなことではないのです。ヨーガの練習において大切なのは、自分自身のヨーガであるかどうかという点なのです。ヨーガをクラスで練習するのは、サンガ（団体）、つまりヨーガをする人々と一緒に習得をするという点ではよいのですが、それはまた、自分以外の誰かのヨーガをすることにもなってしまいます。ですから、クラス内でヨーガをする際には注意が必要

です。いつでも練習できる自分の家で、自分自身のヨーガをしましょう。その日何が起ころうと関係なく、毎日、短くてよいのでヨーガの練習を楽しんでください。

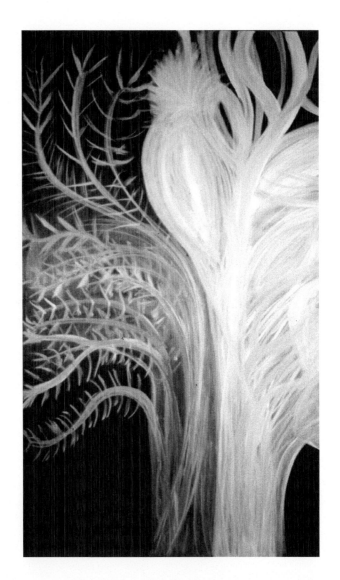

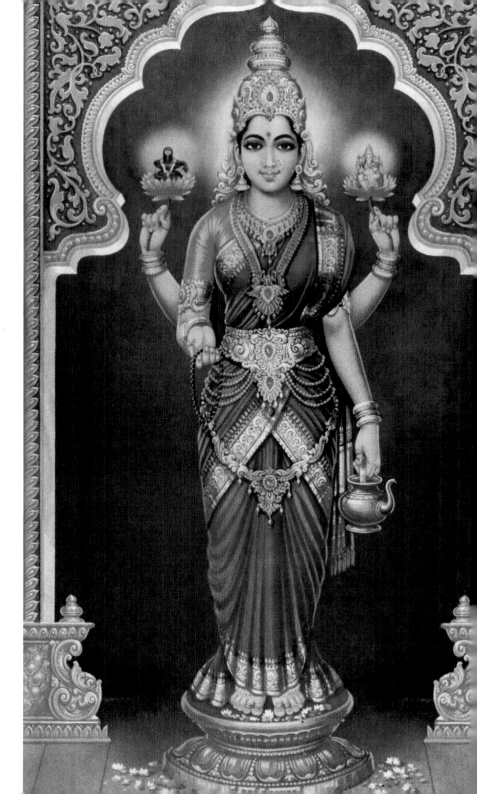

呼吸の重要性

　毎日の練習で、気をつけなくてはならないことは何でしょうか。それは、呼吸です。ポーズの練習をするにあたり一番大切なのは、呼吸なのです。実は、ポーズの特徴は呼吸にあります。呼吸のためにポーズを行っているのであって、その逆ではありません。呼吸がヨーガの練習を成功へと導いてくれるものであり、体の仕組みは呼吸のプロセスを高めるものなのです。体の動きは呼吸の動きであり、呼吸の動きは体の動きです。呼吸が動きを引き起こし、そして呼吸が動きを包み隠していくのです。アーサナ（ポーズ）をすること自体が目的なのではありません。それで終わりではないのです。アーサナの練習は呼吸を促進し、プラーナーヤーマ（呼吸を意識的に行うことで生命エネルギーが流れること）に備えるためのものなのです。呼吸はアーサナを計る尺度です。つまり、呼吸数と、呼吸の際の吸って、止めて、吐いて、止めてという割合が基準になるのです。息を吸うことで脊柱は伸ばされ、胸郭が広げられます。後屈と、手足を胴から離して動かす動作で、吸うことが促進されます。息を吐くときは、腹部を使って体の基部から吐くようにし、横隔膜を持ち上げます。息を吸うときにはエネルギーは下に向かって流れていき、息を吐くときには上に向かって流れ、そうして両方のエネルギーが交わり合うのです。練習をすると、体は柔らかく機敏になります。体全体は脊柱を中心に広がった構造になっていて、体全体で、体の中心から呼吸をします。どんなアーサナを行うときも、どんなプラーナーヤーマを行うときも、体と呼吸はこのように動きます。アーサナの目的は、体にある二極、左右、前後、そして何より上下をひとつにすることです。こういう二極を認識し、そしてひとつにするのです。二極が交わりひとつになることで、一方はもう一方を力づけ、お互いの特質も体全体のシステムも、より力強いものになります。このプロセスをうまく機能させるためには、何が必要かをしっかりと観察して、その人にふさわしいアーサナを選びましょう。うまく調整すれば、どんな人にも効果的なヨーガ技術は見つかります。ヨーガには、万人に向けた標準の練習法があるわけではないのです。アーサナを行うことで、プラーナーヤーマができるようになります。そして、心を透明にすることができるのです。すべての状況を把握して、練習をしましょう。技術的な点については後に詳しく述べますが、実はアーサナやプラーナーヤーマの練習について本を書くのは、あまり意味のないことな

のです。あらゆる点においてあなたを注意深く導くことができる指導者に出会うことなくして、本だけで学ぶのは不可能だからです。ですから、どうぞよい指導者を見つけてください。

西洋のヨーガ

　アーサナ、プラーナーヤーマ、瞑想、そして生命は、途切れることのないプロセスです。それぞれの要素がお互いを支えていて、決して独自にあるのではありません。練習全体を、その人には何が一番合っているかを考えて組み立てなくてはならないのです。アーサナとプラーナーヤーマは、人間の生命のあらゆる特質を促進させるものです。けれど、中でも大切なのは、いろいろなものとの関係を花開かせるという点です。生命には、目に見えるものとも目に見えないものとも、すべてのものと深くつながり合う可能性が秘められています。肉体的な練習は、生命の持つこのような特性全体を考慮した上で考えなくてはなりません。そうでなければ、つまらないだけでなく逆効果を生み出すものとなってしまいます。体と心が厳しくコントロールされ、決まった型を押し付けられて、成長が妨げられる可能性もあるのです。現在の西洋におけるヨーガは、ポーズばかりに重きを置き、呼吸など他の技術をなおざりにして、多くの人に厳しさを強いています。こういうヨーガは、ヨーガの全体像を把握する機会のなかった指導者によって広められています。これでは、フィットネスやファッション産業と変わりありません。それでも、怪我を引き起こしたり、何かを追求するように追い立てられたりさえしなければまだいいのです。西洋人の心をつかむためには、こういうスタイルがいいのでしょう。体と呼吸から最大限の効果を得るには、瞑想、そしてあらゆるものと親密な関係を築くことを、練習に取り入れる必要があるのです。

人生のいろいろな段階で

　人生のどの段階にいるかによって、練習におけるアーサナ、プラーナーヤーマと瞑想の占める割合はおのずと変わってきます。人生を四等分して、考えてみましょう。最初の時期には、瞑想よりも生命全体のシステムを強化するための力強いアーサナを中心にして、練習を行います。次の時期には、75パーセントをアーサナとプラーナーヤーマに費やし、残りの25パーセントは瞑想を行います。三番目の時期は、アーサナ、プラーナーヤーマと瞑想を半々に、そして最後の時期になると肉体的な練習はほとんど必要ではありません。もちろん厳格なルールなどなく、これはただ一般的なガイドラインとなるものです。肉体的な練習に支えられて、人生の後半では深く瞑想を行いながら、ゆったりとした気分で生命を感じることができるようになります。『ヨーガ・スートラ』で、プラティヤーハーラ(感覚遮断)、ダーラナー(集中)、ディヤーナ(結合)、サマーディ(完璧な結合)と呼んでいる瞑想の練習の原則は、アーサナやプラーナーヤーマの練習に組み込まれています。瞑想は意識して練習できるものではなく、アーサナやプラーナーヤーマの直後や最中に知らず知らずのうちに起こるものです。ゆっくりと徐々に習得する場合もあれば、突然うまくできるようになる場合もあります。いずれにしても、イメージ、もの、音、夢など意識を集中できるものをよく考えて決め、瞑想の助けとします。瞑想とは意図して練習できる類のものではなく、むしろ他のいろいろなことと相まって生命の自然な成り行きとして湧き起こるものです。瞑想が花開くには時間が必要であり、そのためには、まわりの人との親密な関係を築き上げる時間も欠かせません。

ヨーガに呼吸を取り入れましょう

　指導者の助言を得て、自分にぴったりのアーサナを選びましょう。体全体で呼吸を感じ、生命の中に存在する相対するものがひとつになるのを感じましょう。そうすれば、あなたの体全体に生命のエネルギーが満ち、体のシステムは癒され、心は澄んで透明になります。呼吸を欺くことはできません。けれど、体を欺き、心の意図するままにどこかにたどり着こうとするあまり、怪

我を引き起こしてしまうことはあります。ですから、常に呼吸とともにあるよう心がけましょう。すでに練習したアーサナをこの方法に従ってもう一度習得し直す必要はありませんが、すでに知っているアーサナに関しても、この原則を守った上で行ってみてください。呼吸を中心にしたアーサナにするためには、アーサナを変形する必要を感じることもあるかもしれません。どのように変形するのがよいのか、指導を仰ぎましょう。「アイアンガー」、「アシュタンガ」、「ヴィンヤサ」など人気のあるヨーガのスタイルもすべて、クリシュナマチャリアが伝えるヨーガの原則をすべて踏まえた上で練習することができるのです。例えばアイアンガーに紹介されているアーサナについても、呼吸を中心に考えてポーズを行ったからといって流れるようにポーズを行うことができなくなるものなどありません。呼吸のプロセスを中心に基部から頭部へと体を作るのです。また、K.パタビジョイスのアシュタンガ・ヨーガにある、流れるような動き、シークエンスも、すべて呼吸とバンダ（締め付け）を中心にして練習することができます。ポーズを行おうとするがために十分な呼吸がスムーズにできないようであれば、それはもはやヨーガとは呼べません。怪我を引き起こす可能性もあるのに、勢いをつけて関節を回す動作をしたり次から次へとポーズを行ったりするのはやめて、呼吸をシークエンスの流れの中心とするのです。アーサナ、プラーナーヤーマ、瞑想をひとつのプロセスとして進めていく中で、個人のニーズにぴったりと合うものになるはずです。これは何も新しいヨーガのスタイルではありません。この原則を頭に入れて練習を行えば、今まで行ってきたヨーガもずっと価値あるものになり、効果的で実りの多い本物のヨーガとなるのです。もうそろそろ、ヨーガのスタイル、ブランドとしてのヨーガなどに振り回されるのはやめにしましょう。ただ、ヨーガがあるだけです。あなたにとってうまくいく、あなたにぴったりの「あなたのヨーガ」があるだけです。自分のヨーガを見つけ、その効果を感じてください。あなたの生命の中に力がみなぎり、生命の中に平穏を感じることで、その効果が実感できるはずです。いかに自分のニーズに合うようにアーサナを変形できるかが大切なのであり、あらかじめ決められた練習に自分を合わそうとすることはありません。自分をヨーガに合わせるのではなく、ヨーガのほうを自分に合わせるのです。

具体的に例を挙げます

　どういうことなのか、具体的な例をお話しましょう。私の友人は、生活の向上を目指して大きな経済的目標を持っていました。仕事をふたつ掛け持ちし、懸命に働いていました。夜はダンスクラブの経営をしていましたが、そのためひどく疲れていました。とにかく大変で、常にいろいろなことが要求されるストレスの多い仕事だったのです。余暇を楽しむ間もなく、彼はどうにもならない状態になっていきました。そこで、夜の仕事前に20分でできるような体と呼吸を使うヨーガの練習を指導しました。彼の報告によると、以前よりも力が湧いてきて、自分自身の存在が生き生きと活気に満ちたものとなるのを感じるようになったということです。こういう力を感じたことで、考え方も行動も変わりました。騒然としたダンスクラブの中でも人々の様子に一々反応することなく、それぞれの状況をありのまま楽しむようになり、社交上の付き合いにも気が楽になりました。一人ひとりが持つ独特の性格や外見が、興味深く思えるようになったのです。自分がこういう環境にいることによって様々な人と出会えることに喜びを感じ、人間関係の機微を楽しむようになりました。以前は過剰に反応して、自分にもまわりの人にも不満を募らせるばかりだったのが、難しい状況に置かれても、うまく対応するすべを見つけたと話してくれました。そして、経済的にも成功したのです。わずかの時間の練習で、すべての人の日々の仕事にも人間関係にも、奇跡が訪れるのです。体、呼吸、そして相互関係のヨーガを始めようではありませんか。

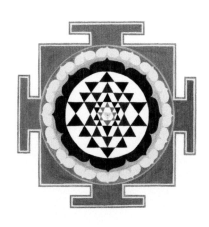

生命とひとつに

あなたにも、こんなに素晴らしいものを自分の生命の中に持つことができるのです。その上、これはどこへ行くにも持っていくことができるのです。練習は、少しの時間でもいいので毎日行うほうが、長時間の練習をたまに行うよりもずっと効果があります。ヨーガとはもともと、知覚したものと結び付き、その何たるかを知ることを意味するとされていました。ものと結び付くことによって、おのずとその何たるかを「知る人」を認識することになるのです。そして、それはすなわち自分自身を知ることになるのです。もちろん、結び付く対象とは、自分が経験することの中から選ぶならどんなものでもよいのです。自分自身の体と呼吸、そして相互関係は、ヨーガの手段となるものです。体全体で呼吸をすれば、心は自然についてきます。心が体全体に結び付けられ、体全体が生命として生き、心は透明で澄んだものになるのです。こうして、心は生命に結び付けられ、自然なままの生命の知性で満たされます。ついに私たちは、ここにただ生命として存在するのです。ここから、新しい毎日が始まるのです。心が生まれながらの知性に結び付けられ、楽しかろうが苦しかろうが、どんな状況にも自然に対応できるようになるのです。ゴールのことは忘れて、ヨーガを練習してください。そうすれば、何かが起こるはずです。アーサナ、プラーナーヤーマ、いろいろな関係と生命は、ひとつのプロセスです。毎日自分の体や呼吸と寄り添っていれば、おのずとまわりとも親密な関係が築けるはずです。澄んだ心で生命の知性を感じながら、まわりのものと関わり合うのです。そもそも最初から、体は宇宙全体とつながっているのです。ほんの少し体を動かして呼吸を行えば、宇宙との一体感を楽しめる可能性があるのです。

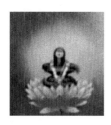

人から人へ

　呼吸ができれば、ヨーガはできます。ヨーガの練習ができない人など、どこにもいません。したいと思う気持ちがあれば、誰にでもヨーガはできます。ただし、どんなヨーガでもいいというわけではありません。自分にぴったり合ったヨーガでなくてはならないのです。「でも、自分にぴったり合ったヨーガをどうやって見つければよいのだろう」という怒ったような質問が、聞こえてくるようです。それには、信頼の置ける指導者を見つけることです。では、どうすればよい指導者を見つけることができるのでしょうか。

　よい指導者とは、次に挙げる三つの条件を満たしている人です。簡単な条件のようですが、満たしている人はなかなかいないかもしれません。まずは、指導者自身がヨーガの練習を行っていること。次に、指導者自身がよい師についていること。そして最後に、思いやりの気持ちを持ってあなたに接し、決まった形の練習や哲学的、文化的なことを強く押し付けたりしないことです。こういう指導者がいれば、あなたにぴったりのヨーガを教えてくれるでしょう。ピアノの練習などより、ずっと単純で簡単なはずです。昔のように誰もが身近な場所でヨーガを習い、教え、そしてお互いに思いやりの気持ちを持つようになりたいというニーズが、世界中で高まってきています。指導者は、同時に友人でもあります。信頼できる人であればすなわち、友人であるはずです。精神論が言うところの師のようには、ならないはずです。精神論の中で築き上げられる師弟関係では、「真実」を知る人がいる一方で「真実」を知らない人が存在し、「真実」を知らない人は「真実」を知ろうともがくことになります。そこから、力のアンバランスが生まれる可能性があるのです。そして、何かしら問題が起こってしまうのです。

　人間は社会的な動物であり、友とともにいることを望みます。友情を必要とし、信頼のできる人からアドバイスをもらいたいと思っています。指導者が必要なのは、明らかなのです。信頼できる人を見つけられれば、生命にも自分自身にも信頼を寄せることができるようになります。残念なことに、精神論に

おける指導者たちはこういう気持ちを利用して、自分の影響力を大きくし、自分の組織を確固たるものにしてきました。彼らは、自分自身のたどってきた道が他の皆にとっても、そして人類すべてにとってもうまくいくはずだと考え、社会に自分の思うところを強制してきたのです。指導者の役割として大切なことは、生徒の中にそれぞれ特別な存在を見出し、生徒が持つ生命の力を認識し、それを個々の生徒に説明することです。こういう特別なやりとりがあって初めて、生徒は自分自身の生命としての特質に気づくのです。生徒のことを心から理解してこそ、生徒が自分自身を理解するのを助けることができるのです。これは精神上の伝えのようですが、私はこれを、人から人への伝えと呼びたいと思います。人間が行う至極ありきたりの行為のようでいて、実は並外れて素晴らしい行為です。これはお互いを尊敬する関係であり、友情と呼ばれる関係と何ら変わるところはありません。お互いに友情を楽しむ関係なのです。そこにあるのは、対等な関係です。指導者でいるために、心理的な何かが必要とされることはありません。二人の人間が一緒にいる、ただそれだけでいいのです。

　従来の師弟間の力関係は、対等ではありません。こういうアンバランスさがなくなって初めて、本質を力強く伝えることができるのです。口先だけに終わらず、実際に生命の力の中で誠実な関係を築いていくのが指導者としての責任です。これこそが、生徒が自分の力を感じるすべなのです。そうすれば、もう心でお互いの力をふるいにかけることもありません。指導者としての役を演じることをやめれば、生徒と指導者の関係は対等になり、同じ状況のもとに、ともにいられるようになります。言い換えれば、「グルと私は同じところにいる」ことになるのです。精神論の指導者の多くはこういう関係を避け、社会的力関係を築いて、口先だけでいいことを言っています。生徒との対等な関係を築いていない人には、気をつけなくてはなりません。論理的で魔法のようなダルマ（正義）によって、がんじがらめにされてしまいます。お金があり、組織が大きく、友情が感じられないものには気をつけましょう。そういうところではたいてい、お金や組織のほうが一人の人を助けることよりも重要視されているのです。私たちには、エリート主義や誰が組織を継いでいるのかなどは関係ないのです。我々は、平等主義を態度で示しましょう。生徒は、知識の集積に縛り付けられるべきではないのです。ヨーガの本質は人々が誠実に友情を育むことにあり、それはすぐにも自由に手に入れることができるもの

なのです。旧来のビジネスで使われていたように、ヨーガの知識が富と権力を手に入れる手段として使われる必要はないのです。ヨーガの知識は、今や望む人誰もが手に入れることのできるものなのです。ヨーガの指導者も生活していかなくてはならないので、金銭の支払いの必要なこともあるでしょう。けれど、その関係は商業的なものではありません。昔のヨーガは、健康のための公共サービスとして地域に金銭的に援助を受け、師弟間には何の金銭上の取り決めもなかったのです。

　指導者は、生徒にとって意味を持つことのみを教えるべきです。哲学や理想論を頭から押し付けるだけでは、生徒の中に新たな苦悩を生み出しかねません。生徒の日々経験していることは、そうやって掲げられたものとはかけ離れているように思えるかもしれないのです。とにかく、そういう教義はまったく必要ありません。私たちは皆、ここに生命として生きているのです。どんなに心が惨めになっていても、自分自身が生命であることを否定することはできません。あなたはここにいます。何故なら、ありとあらゆるすべてのものが、太陽、月、海、母、父、食物、そしてその他もろもろのものと深い相互関係にあり、ここに存在しているからです。同様に、理想を掲げてアーサナを生徒に押し付け、ポーズに生徒を合わせようとするのは無駄なことです。生徒の

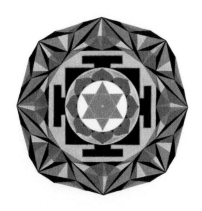

中に、自分は生命として十分で完璧ではないかのように、どこか別のところへたどり着かなくてはならないという気持ちを生み出すだけです。それでは、却って逆効果です。疑いの心と、不十分であるという思いを生み出すだけで、心理的に大きなプレッシャーを与えてしまいます。「満足な人間となるには、達成しなくてはならないことがある。がんばって、そこに行き着かなくては」。熱心にヨーガを行う人は、多分にこういう傾向にあります。そして、突然怪我に見舞われたり、何年も後に故障に気づいたりするのです。そんな必要はないというのに、残念なことです。世界中に、このような心理に取り付かれて、ずっと不安に苦しんでいる人がいるのです。西洋では、最初の段階でこういうヨーガを経験したために心理的、肉体的被害を被った例が多々出ています。こういう人々は、真の指導者でもない指導者の言いなりになって、その指導者に与えられたプロセスに屈服するという屈辱に耐えてきました。男性の恐れや怒り、そして生命を否定し、楽しむことを否定する文化的な動きが、宗教という形で伝えられてきました。ヨーガの中でもバラモン教の影響とともに、その姿勢が伝えられてきたのです。現代の指導者は、自分の善悪の判断と「正式な」ガイドラインに基づいているというのに、実はこんなことをしていようとは思いもよらないでしょう。

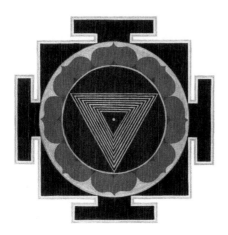

生命として生きるということ

　もう一度、言います。私たちは、そのままでいいのです。生命は、肌、脊柱、そして体中のすべての細胞に流れています。何もしなくてもよいのです。その流れは、いつでも溢れるほどなのです。我々は自然と離れているものではなく、自然そのものです。何も必要ではありません。瞑想もヨーガも心の静けさも哲学も必要ではなく、もっと遠く、もっと高く、そしてもっと深く突き進まなくてはと思う必要もありません。そんなものはすべて、生命は完璧な姿でここにあるのだという事実を私たちから剥ぎ取ってしまうだけです。この生命体は、自然界にあるすべてのものと同様、完璧なのです。

　自分を向上させ、よりよい自分になるためには、何かを成し遂げなくてはならないという考え自体が、問題なのです。そんな考えは、我々がこの肉体の奥深さを堪能するのを妨げるだけです。生命の流れる生命体こそが私たち自身の姿であり、私たちに生まれながらにして与えられているものなのです。それなのに、そこから私たちを引き離そうとしているのです。自分と違う何かになろうとするから、苦悩するのです。実は、単に社会性に自然から離れた存在として位置付けられたため、そう信じ込まされてしまっただけなのです。こうして、自分は自然と離れていると感じるようになってしまったのです。なんと悲しいことでしょうか。これは、生命体を虐待するような行為です。

　自然と人間は離れているという考えは、社会上の、あるいは文化上の考えです。この考えを基に、すべての道筋が作られてしまいました。宗教は、「ひとつとなった状態」にたどり着くべき道を示しています。しかし、そもそも引き離されてなどいなかったのです。すでに社会によって、自分は自然から離れた存在だと心に吹き込まれていた上に、宗教と文化にまたもやその考えを押し付けられたのです。ヨーガも宗教も哲学も、すべてが「私は自然と離れた存在である」というところから始まっています。本当に我々が自然と離れた存在なのかどうか確かめることすらしないのは、実はヨーガや宗教や哲学の影響なのです。そして、すでに私たちに植え付けられた自然とは離れた存在

なのだという考えは、ますます強固なものとなっているのです。こうして徐々に私たちは、自然とは別の存在であるという考えにも、社会に押し付けられたいろいろな考えにも、疑問さえ持たなくなっているのです。ただ単純に、無邪気に、そしてときには熱心に、そういう考えを受け入れているのです。

よりよい自分に

どこかに到達しなくてはいけないと思えば、まずは自分を向上させるところから始めようということになります。幼少の頃から、社会的に、そして文化的に模範とするべきものを与えられ、人は何とかそれに近づこうといそしんでいます。指導者も、指導者の教えも、そして社会の態度も、どうすれば人は向上できるのかを説いています。自然と離れた存在であると思うことで不安を感じ、それに打ち勝とうとして、宗教やヨーガ、お金儲けや出世、食べ物、芸術、スポーツなどに目を向けます。もちろん、宗教やヨーガなどに専心することは素晴らしく、それを否定するつもりはありません。けれど、自然と離れた存在である、という思いを見直さない限り、いくら素晴らしい楽しみでも状況を悪化させるだけです。心を枠にはめ、生命の中にアンバランスなものを生み出してしまいます。もっと気楽に構えたほうがよいのです。軽い気持ちで興味を抱き、余暇を楽しむようにして取り組むほうがよいのです。大きな効果を期待してはいけません。それなのに私たちは、文化が掲げた模範に近づくことに一生懸命になっているのです。原点に帰れ、傍観する人となれ、ことに気づいている人を見つけよ、内へと向かえ、気づきを意識せよ、神とともにあれ、無となれ、などありとあらゆる表現を使って文化に説かれ、それを達成しようとがんばっているのです。こういうダルマの中にも、例えばアドヴァイタ・ヴェーダーンタ（ヴェーダーンタ哲学の一派）の言う「すべては気づきである」のように、否定しがたい論理はあります。すべてのものの存在は気づきの証であり、気づきとはその存在を知覚することであり、それ故、何事もすべて気づきなしにはありえない、というのです。こういう論理は力強く、もっともらしく聞こえます。しかし、所詮は言葉で表したものであり、自分の経験したことをふるいにかける型を心に作るだけなのです。「日は昇る」というのと同様、ただ事実を述べているだけです。本当かもしれないし、そうでないかもしれな

い。あなたにとって理解できることかもしれないし、そうでないかもしれない。けれど、それが精神論や概念に変わったとたんに、力強さも効力も失ってしまうのです。さらに、こういう考えに欺かれ、師としての特別な立場を築いて、知るものと知らざるものという社会構造の中で力を得ようと、その考えを言葉にして魅力的に語りかけている人がいるのです。しかし、決まった枠に入れられていない人なら、こんな考えと力関係には見向きもしないはずです。

　それぞれの生命が持つ不思議やその本質をかき消すような文化が、広く深く人々の心に浸透しています。私たちは、じっくりとことの正否を見分ける必要があります。壮大なる存在、すべての源は大きく広がり、その大きな広がりの中では個人は無に等しいと東洋では言われています。これも、じっくり考え直す必要があります。個人は、真っ白なスクリーン上でちらちらと光るライトのようなものであり、単に映画か夢のようなもの。個人を犠牲にし、個人としての終わりを経たときにことの源を知ることができ、それこそが生きる目的だと言うのです。本当は、個人が存在するのは他のすべてが存在するからであり、全体から分離されることなどありえません。源と自分という二分化を生み出す考えは、まったくのでたらめです。全体としての輝きは、個人個人の輝きがあってこそです。まずは、一人ひとりを認識することが大切なのです。

愛するということ

　社会に広まる理想の愛の形も、本来愛が差し出すべきものとは逆の状況を作り出しています。自分の生活には愛がないといって、人は惨めな思いに駆られるようになりました。愛に溢れた関係が社会的には理想であるとされ、それを手に入れるためにもがいている人々は、それでも自分の思うようにはならずに落胆しているのです。むしろ、愛とはもっと単純なものです。生命として同じ状態を分かち合っていると認識することが、愛なのです。東洋の瞑想と哲学を西洋に運んできた人々の間には、その昔のプロテスタントが持っていたのと変わらぬ仕事至上主義が蔓延しています。よくわからないまま熱烈にがんばり、さもないと罪の意識を感じるのです。心の中で高い目標がそびえ立ち、そこにたどり着こうと躍起になっているのですが、実はまったく逆の効果を生み出しています。これでは、平穏はありません。これまでずっと、そ

もそも問題などなかったのです。自然と切り離されたことなど、一度もないのですから。

エネルギーの流れ

いろいろなところで二分化が生み出されているのと同様、ヨーガの追求をめぐっても二分化が生み出される可能性はあります。例を挙げて、説明しましょう。ヨーガを行うと、体の内部のエネルギーがナーディーと呼ばれるエネルギーの通る経路を動いていくのを感じるようになります。チャクラと呼ばれるエネルギーの集まる場所が体内にはあり、最近これが非常に関心を集めています。こうして体の仕組みに夢中になるあまり、体を流れるプラーナ（生命エネルギー）も他のものと同様、問題のもととなる恐れがあるのです。アーサナやプラーナーヤーマをきっちりと行えば、体の内へと向かう力が湧き出てきます。体の中には繊細なエネルギーがあり、ヨーガはそのエネルギーを刺激して回復すると言われています。そして、エネルギーを経路であるナーディーに通すのです。しかし、これもまた、心に重荷を課すものとなりかねません。エネルギーのことで、心がいっぱいになってしまうかもしれないからです。これも、私たちに仕掛けられたわなのようなものです。エネルギーを求める必要があると、心が思ってしまうのです。素晴らしいエネルギーは体の内に確かに存在していて、それを得るために特別な方法が必要とされることはありません。体の内にあるエネルギーは、体のメカニズムを支えると同時に生命を表現しています。体全体が生命を表現しているのを楽しむのと同じように、体の内にあるエネルギーを楽しむことはできるのです。大切なのは、私たちは生命体であるということです。他には何も必要ありません。宇宙全体で支え合っているのです。エネルギーを求めて体内のエネルギーを刺激することが、自分を真実へと導いてくれる道だと信じるなどとは、自分が生命体であるという事実を受け入れ楽しむことから目をそらせていることに他なりません。

自分のチャクラが知りたいのならば、愛する人とともにいることです。チャクラを見ようと意識しても、何も見えません。ヨーガをする上で大切なことは、よい関係を築くことです。自分の経験したことに寄り添う気持ちを持つことで、生命は体と心をかけ巡るのです。そうすれば、自分の経験に反発したために

ふさがれていた道筋も、すっきりと通ります。ヨーガや宗教はたいてい、関係を築くためのものとしてより、自分の経験したことに複雑に反応するためのものとして行われています。ヨーガをしながらエネルギーの動きを自分で調整しようとするのは、自転車の空気入れを使ってエネルギーを脊柱に流そうとするのと同じようなものです。実は、自分にもともと備わる、つながりあった状態をほんの少し感じるだけで、エネルギーは大量に流れるのです。ですから、体や呼吸、そしてまわりの人とともにいましょう。偉大なるニーム・カロリ・ババは、「自分のエネルギーを高めたいのなら、人を慰めよ」と言っています。生命にとって自然な関係を築きましょう。そうすれば、エネルギーは流れます。

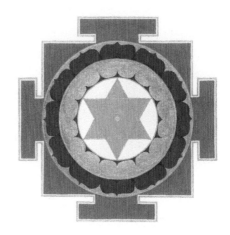

上らなくてはならない階段など、
どこにもありません

バクティ（献身）

　インドの人々が神に捧げる愛には、深い平穏が感じられます。しかし、神への愛も恋人同士の暖かな愛情も何ら変わるところはなく、その平穏は誰もが経験できることなのです。それを望むなら、否定せずに、よく考えてみることです。離別によって受ける心の傷に、完全に立ち向かうにはどうすればよいのか。苦境に陥ったとき、一体何ができるのか。生命体である我々は、自然や神とは離れた存在であると社会に信じ込まされ、屈辱を受けてきました。見失ったこともないというのに、まるで失ったかのように、もう一度そこに帰ろうと懸命に試みているとは何とばかげたことでしょう。努力して何度も何度も試みているうちに、失望感に襲われ、ただやみくもに続けるばかりになっている可能性もあるのです。努力をすれば安堵の気持ちが得られるのではないかと思っているのです。まるで、精神修行によってのみ平穏を手に入れることができるかのように信じているのです。バクティ、つまり神への気持ちというのは、宗教的な意味合いの中では、神という概念に身を委ねることによって生み出されるとされていますが、それは「神の往来」に応じて、生命に苦痛に満ちた気持ちをもたらすこともあります。こういう道に入った人は、人を心から愛する経験をすることはありません。ですが、愛の気持ちは、学ぶことでもなければ努力して得ることでもないのです。敬けんな人々は愛に飢えて苦しみ、孤独な思いに駆られています。実は愛する人と一緒にいることで、素晴らしい愛の神秘を感じ、心からの感謝の気持ちと永遠のバクティ、つまり親愛の気持ちが芽生えるのです。来ては行ってしまうものを経験するという、限りのあるものではないのです。生命に、生まれながらにして与えられたものなのです。

宇宙の神秘

　まず何より心に留めておかなければならないことは、私たちは生命として生命の中に生きているということです。ですから、生命を認識するために、ひとつずつ階段を上るようにして確かめていく必要などありません。これは何も、哲学的なことではありません。道を歩んでいくように、何か自分でできるようなことでもありません。単純なことですが、理屈なしで効果があり、それが明らかになれば心はゆったりとリラックスできるのです。突然目覚めて、何か素晴らしいことが起こる予感を感じるほどの、驚くべき効果が現れる人もいます。いろいろな考えでがんじがらめになっていた心が生命を握る手綱を緩めて、まるで火山が噴火するようにエネルギーがほとばしるのです。それは、突然、永久に人生を変えてしまう、ヨーガにおけるシャクティーパット（グルが自分の持っているエネルギーを弟子に授けること）によってもたらされることにも似たところがあります。何かが自分の中に入り込み、そして何かが出て行き、まったく新しい自分になるのです。改宗するのと似たようなところがあるのかもしれませんが、非常に単純で、どちらかといえば気持ちの上で生命体の変化を意識するものです。また、中にはもっとゆっくりと変化を感じる人もいます。常にがんばっていた以前の自分から解放されてリラックスし、体と心の中に生命の流れが染み通っていくのが実感できることでしょう。

　西洋の聖人、ロバート・アダムスに「宇宙には秘密がある。問題なんて、どこにもないのだ」と言われたとき、私には彼の言わんとすることがすぐ手に取るようにわかりました。ものを言うこともなく、確信したのです。ロバートは自分自身の経験から、私に話をしていました。聖者ラマナ・マハルシと4年間一緒に暮らしたことのあるロバートは、特別な指導者になることにも、特別であることと普通であることを二分して社会的な力関係を築くことにも、興味を示していませんでした。彼は澄んだ心を持っていて、自分の生命は他の誰のものとも何ら変わりないものであると理解していました。対等な友人として、彼は自分の経験を友人に語りました。だからこそ、彼の言うことはごく普通に受け入れられ、理解されたのです。そこには、社会からの押し付けもなければ、何かを追求する哲学もありませんでした。

　これこそが、生命です。私は、ここにいます。そして、他のすべてのものも、ここにあるのです。太陽がここにあるから、私はここにいるのです。太陽が

なければ、私は一体どこに存在するでしょうか。ここには、いないでしょう。私の父と母がいなければ、私はどこに存在するでしょうか。これはもはや、相互関係の問題ですらないのです。ただ、ここで起こっている事実です。宇宙の神秘は、完全に私の中に、私として存在しています。一つひとつ階段を上っていく必要などないことが、よくわかったでしょう。この肉体は、すべての源と何ら変わるところはありません。まさに完全な存在なのです。この体は、神と何ら変わるところはありません。何もする必要はないのです。これで、瞑想やヨーガの方法について、あるいは宗教について、あなたが抱いていた疑問はすべて姿を消したことでしょう。不必要な行為から、心は解き放たれたのです。これで、ヨーガが始まります。あなたの生命を、ただ楽しみましょう。自分の肉体や生まれながらにして持つ他とのつながりを、堪能してください。ヨーガの練習は、社会によって課せられたものから解き放たれたとき、真に花開くのです。私は、他の人に言われて、他の人が準備したヨーガをしているのではありません。自分自身のヨーガをしているのです。それが、生命との関係を実感し、自分の体にとって心地よく自然なものなのです。体に痛みを感じれば、ヨーガがそれを癒してくれます。心がもがき苦しむことをやめれば、ヨーガは自然に体のシステムを回復するようになります。私たちはただ、エネルギーの動きのままにあればよいだけです。強迫観念に駆られるようにして練習することもないし、練習について何の疑問を持つこともないのです。ただ、練習するだけです。それが私の選んだ道であり、私の楽しみなのです。

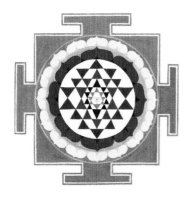

癒しの原則

ヨーガをするとき、あなたは自分の生命とともにあります。痛みに苦しみ、生命から孤立したように感じている人には、ヨーガは素晴らしい治癒法となるでしょう。痛みが消える保障はありません。けれど、生命との分離を感じ、トラウマが消えずに残っているのなら、体と呼吸と相互関係のヨーガをすることであなたは解放され、そして何かを受け取ることができるのです。そして、あなたは助けられるに違いありません。体と、そして呼吸とともにいるのです。そもそも、私たちに呼吸をさせているものは一体何でしょうか。それは、すでに私たちに与えられているものではないでしょうか。どうぞ、自分の体や自分の呼吸と寄り添ってみてください。そうすれば、こんなにも素晴らしいつながりを感じることができるはずです。自分以外の人間に出会い、触れ合うことが、癒しの原則です。体と心と精神の中に、お互いの関わりを見つけましょう。あなたが選んだ、あなたが好きと感じる、あなたにとって魅力的な人と一緒にいましょう。それが、生命とともにあることです。人間同士の関係や友情こそが、癒しの効果を持っているのです。そしてそれは、私たちがこの世に作り出されたときから私たちに与えられているものなのです。

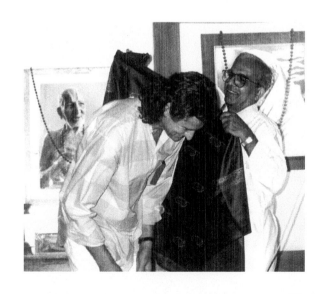

ヨーガ・サーダナ

　ヨーガとは自分の望みを実現することであり、望みを抑圧することではありません。何を本当に望んでいるのかを、認識することです。例えばお互いのつながりを望むのであれば、その望みのために実際に何か実行してみるのがヨーガです。実際に行動を起こし、自分のできることを実行すること。これが、ヨーガ・サーダナです。生命の力を実際に感じ、自分に変化が起こるのを実感するのです。生命とは、力強いものです。生物体があらゆるところでお互いに作用し力強く行動することで、生命の形は現れ出でます。その昔の宇宙で始まり、今もなおその営みは耐えません。お互いをいつくしむことで、古代の源をもいつくしむことになるのです。

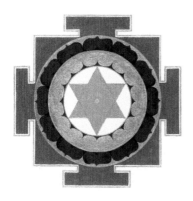

生命の中で、男性と女性は対等です

　何世紀もの間、教義を主張する男性たちはこの世界からの超越を説き、そこに至る道のりを掲げてきました。その教義は権力を振りかざす手段として、決然たる態度で広められてきました。彼らは生命を恐れ、生と死の痛みから逃れようとし、そのため現実を否定し、真実に関する別の概念を作り上げました。ここにある現実は否定され、男性は女性を否定しているのです。意識しているかどうかにかかわらず、男性が女性との間に線引きをしようとする態度は、生命の中に深く刻まれています。あらゆるところで、男性は教義と権力に取り付かれ、女性を対等で相対するものとして見ることができなくなってしまいました。男性は女性に生まれつき備わった力を恐れ、対等な立場に立ってその力を受け入れたり与えたりする関係であるよりも、社会的に認められた男性優位の考えを押し通し、女性を抑圧することを選んだのです。社会の中で女性は所有され、管理されるものとしての位置付けまでおとしめられました。教義に支えられて、男性は女性と対等にあることに否定的な立場を貫いてきました。教育、社会的役割、富、力など、すべての面においてです。しかしこれでは、男性と女性は、お互いのことを理解し合うことはできないでしょう。

　悲しいことですが、これが現実です。生命の力は、男性と女性が対等で相反する力としてお互いを認めてこそ存在します。他のどこにも存在しません。こうして作り出された生命こそが、私たちなのです。自然はずっと、非の打ちどころなくそこにあって為すべきことをしているというのに、社会性がありとあらゆる哲学で私たちをがんじがらめにしたために、私たちは自分自身の力や知性とともにいることができないのです。

ほんとうのヨーガ

さて、いよいよ「ほんとうのヨーガ」を伝えるときがきました。自分勝手な要求を押し付けることなく、一人ひとりのニーズを満たすことのできるものです。自分の健康を維持し、自分の中にある紛れもない真実を確信するにはどうすればよいのかを教えましょう。それには、女性ならではの特質が効果を発揮します。つまり、大切に育ていつくしむ姿勢が大事なのです。私たちの体と心には、男性の特質と女性の特質が混在しています。ヨーガを行うことで、体全体をすべてのものと統合させましょう。これが「ほんとうのヨーガ」です。

フリダヤ(魂)

魂は、体の特定の場所に実際あるものとして感じることができます。身体上の心臓のことではありませんが肉体のどこかに感じることができるのです。それはフリダヤと名付けられ、自分で意識して何かを試みたところで、どこにあるのか感じることはできません。それよりむしろ、体と心全部を完全にリラックスさせ、どこにあるのか知ろうと努力する気持ちから解放されましょう。そして、自分自身の中、ありのままの状態へと身を委ねてみましょう。そうすれば、おのずと感情が沸き起こって、確かにその存在を感じることができるはずです。

頭頂部

何世紀にもわたって、ヨーギの間では最終的に到達すべきところは頭頂部とそれを超えるところである、と言われてきました。この理想のため、体から遠く離れて、生命を超え、生命が経験することからも超越することを目指すよ

うになりました。こういう考えが、生命を否定する文化の流れの一部となっているのです。一般に宗教は、ことの正否にかかわらず、世界全般についても人間の体についても否定的な考えを持っています。ヨーガも、正しく解釈されることなく文化の掲げた問題を解決するための模範として扱われたときには、同様の考えを生み出します。そして、ヨーガは体や欲望と闘うことであり、体や欲望といったものを超えることだと考えられているのです。こうして、多くの人に葛藤を引き起こしてきました。しかし実際には、体を超越する唯一の方法は、体と自然なままの驚異を感じることにあるのです。生命とその源を大切に思い受け入れれば、体に対する疑いは消え、それと同時に超越に関する疑問もなくなります。自然なままの生命と、その生命に備わったいろいろなものとの関係を受け入れる手段としてヨーガを行えば、「超越」は魂で感じられます。体の中に生命を感じること、これこそが「超越」です。生命をいつくしみ、他を受け入れ、生命と争うことをやめれば、体全体がリラックスしていることは魂で感じられます。そこから体と心が沸き起こり、行動や言葉が始まります。とても自然なことであり、努力や精神集中によって得られるものではありません。自然なままの姿に身を任せたときに、自然に起こるのです。魂を知り、私たちを作り上げた古代からの宇宙を知るには、生命をいつくしみ他を受け入れることです。死ぬときには、生命の力は頭の先を通って体から離れていくというのは、本当のことかもしれません。けれど、この移り変わりは紛れもなく体の中で、いろいろなものとの関係の中で進んでいるのです。そして、それは魂の中に宿っているのです。

男性と女性の関係

こうして私たちは、自分自身の実体へと身を休めるようになります。それは、男性と女性が自然なままでいることです。すべての人間は男性であろうが女性であろうが、男性と女性の両方の特質を併せ持っています。自分の中に両方の性質が混在していて、それが全体を表しているのです。人は、それら全部を含めた形で生命として存在するのです。しかし、社会規範によって男性、女性としての役割や行動が決められ、その型に押し込まれたために、男女の対等な関係は閉ざされてしまいました。典型的な男性像というのは、鋭く行

動的で、分析力に優れ力強く、一方女性像は、受動的でおとなしく、しとやかであるというものです。男性も女性も、このように社会に束縛されることに息苦しさを感じ、お互いの存在にまで息苦しさを覚えているのです。

　ところが実際は、人は男性女性、陰陽の両方の特性をすべて持っていて、それをすべて表現したいと痛切に感じています。男性は鋭く貫き通す力だけではなく、受動的な力も感じたいと願っています。女性は受身の感情だけでなく、世界を貫くような力を発揮したいと願っています。そして実際には、両者にとってそれは可能なことなのです。生命が本来持つ特性を、限りなく感じることはできるのです。対等な関係への道を閉ざしてきた社会環境や家庭環境の囲いを越えることができるのです。そして、お互いの中にそれぞれの特質を見出し、それを育むことはできるのです。それには、社会規範に押し付けられた固定観念ではなく、その反対を受け入れることです。自分とは正反対の性質を相手から受け取ることで、自分の中に眠っていたその性質は呼び覚まされます。これには、特に男性からの働きかけが大切です。現在に至るまで絶対的優位に立ち、人と人との関係や世界をコントロールしてきたのは男性だからです。お互いを大切にし、男性が受け入れる力を得る一方、女性が貫き通す強さを得れば、人は与えると同時に受け取る力を完全に手に入れることができるようになります。こうしてお互い強くなり、同時にお互いを受け入れることができるようになるのです。相手から愛をたくさん受け取ることで、ますます多くのものを返せるようになるのです。満たされた気持ちは、無限に広がります。そして生命は、自分の中で、自分自身として表現されるのです。

　これで、おわかりいただけたでしょうか。ヨーガとは、体全体を認識することです。体全体で生命として存在すれば、人間の持つ二面性はうまく機能するはずです。本書にあるヨーガの練習を行ってみてください。あなたの力になるはずです。体全部を感じて、強く機敏な男性の性質と、受動的でなおかつ優しい女性の性質の両方を感じましょう。

　自分の対極にあるものをいつくしむことで生命の力と知性が感じられるようになれば、人は恐怖の上に成り立つ従来の力には興味がなくなります。生命とは満ち足りたもので、他に何も必要とはしません。従来の教義を支持する指導者は、個人が個人を力づけるような練習には興味を示さず、人が自分の力で自由に立つために道具を与えてその理解を促すことにも、もちろん興味を持ちません。こういう指導者の望むものは他人からの献身であり、教義

に忠実な人であり、依存してくる人です。有能な指導者であれば、依存関係を生み出したりはしません。人が本当に自分自身を力強くすることができるように、体と呼吸と相互関係のヨーガを教えるはずです。そして、自分で生きていけるように、その人自身の道へと送り出すはずです。こうして、依存のない感謝の意やバクティ(献身)、そして友情が人と人との間には育まれるのです。お互いの自由以外には、何も望むことはない関係なのです。

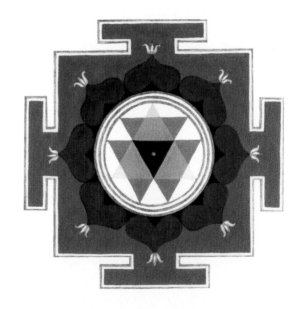

あなたは今ここにいます

　もう一度、言います。何かを理解しなくてはいけないとか、どこかにたどり着かなくてはならないとか、そんなことで自分を痛めつけるのはやめにしましょう。そして、自然なままの自分へと身を委ねましょう。そうすれば、ヨーガは始まります。生命のヨーガ、相互関係のヨーガが始まります。それが、あなた本来の姿なのです。望むなら、体、呼吸、そしてものごととの関係のヨーガは楽しめます。あなたの中で悩みがくすぶっているのなら、ヨーガはきっとあなたの助けとなるはずです。多分あなたには、悩みがあるのではないでしょうか。か弱い赤ん坊として生命を与えられたあなたは、まるでスポンジのように社会性を吸い上げてしまったのです。そして、自然と自分とは切り離されているのだと教え込まれ、純粋な真実なる姿へと戻るには、あれこれしなくてはならないことがたくさんあると信じ込まされたのです。それなら、ヨーガを行いましょう。そうすれば、あなたは自分が生命と確かにつながっていると感じるようになるはずです。

　生命の流れを常に感じながら、生きていきましょう。それには体と呼吸、そしていろいろなものとの関係を大切にすることです。ありとあらゆるものとつながっていることを感じれば、人は痛みから真に解放されます。生命は、心の中で自然とは離れた存在だと信じ込まされ、そのためトラウマに悩まされてきました。そんなトラウマも軽くなることでしょう。私たちは、ありのままで完璧なのです。成し遂げる必要のあることなど、どこにもありません。文化に疑問を押し付けられて、そのために惨めな思いに陥っているだけなのです。

　何を隠そう、実はものごととの関係を作り上げる必要すらないのです。生命の知性の中では、すでにいろいろなものがお互いに関係付けられていて、何をどうすればよいのか、ちゃんとわかっているのです。私たちは、すでに関わり合っています。何のストレスも義務も、感じることはありません。女性がいるからこそ、男性はこの世にいます。太陽があるからこそ、地球は存在するのです。私たちも、太陽なしではここに存在することはありません。太陽と

関わりがあるというよりむしろ、それはひとつのプロセスにすぎないのです。男性も女性も、ひとつのプロセスにすぎません。そのままでいいのです。関係を作り上げる必要はありません。それはもう、そこにあるのです。何も特別にしなくてはいけないことなどないのに、何とかしてよりよい関係を築こうとしているだけなのです。太陽と関わりを持とうとする必要など、ありません。太陽が存在するから、私たちは存在しているのです。同様に、意識して人との関係を築こうとする必要もありません。生命の知性の中で、ひとつのプロセスとしてすでにお互いに関連付けられているのです。太陽はそこにあります。そして、太陽があるからこそ、我々の体もここに現れ出でたのです。太陽と無関係で、ここにいるわけではないのです。太陽から独立してここにあることなど、ありえません。それなのに、何か特別なことをして、太陽とつながらなくてはいけないと思っているのです。意識してつながろうとすることで却って、もともとひとつにつながっていたものを引き離しているのです。つながっていないと思い込み、何とかつながりを持とうと躍起になり、その思いを詩に書いたり、芸術や宗教に専心したりしたところで、結局は、つながっていないという思いに苦しめられるだけです。ひとつにつながっていることに何の疑問も抱かなくなったら、詩でもダンスでも始めてください。そうすれば、まったく違ったものが生まれるはずです。それぞれのプロセスをじっくり楽しみましょう。体と呼吸と、そしていろいろなものとのつながりを楽しみましょう。実際に、行動を起こしましょう。あなたは、今ここにいるのです。さぁ、始めましょう。きっと、すでにあなたのどこかで、始まっているはずです。

　文化は、真実とは高尚なものであると説き、まるで私たちに何かが欠けているかのように訴えてきました。そして、体と心が実際に経験することをコントロールする方法を指し示し、そればかりか経験そのものを否定して、高尚な真実を見つけるように説いてきました。このため、人は自分自身が経験したことに疑問を感じ、自分が不十分であるかのように思うようになりました。ヴェーダーンタ哲学では、「あなたは肉体ではないのか。心ではないのか」と言っています。その考えを、人は必死に実感しようとしています。そう、私たちは広大なプロセスの中に生きています。だからこそ、リラックスするのです。私たちのこの体も、呼吸も、いろいろなものとの関係も、その広大なプロセスを今ここに表現しているものなのです。何も見つける必要などありません。

　私たちが生まれてきたこの社会環境では、不合理にも自然の驚異から私た

ちを遠ざけるような考えがまかり通っています。古代宗教では、計り知れない知性はどこか別のところに存在していて、独裁的な力でそこから糸を引いていると諭してきました。そしてそのため、ここに存在する生命の知性は否定されてきました。一方で現代科学は、機械的で人間にも理解可能、管理可能な世界を提唱し、そのため世界を味気ない場所にして、淡々と私たちを大いなる驚異から引き離しています。これらの考えは明らかに誤ったものなのに、それにもかかわらず我々を苦しめてきました。こうして苦しめられた心は、生命である人間を体という袋に詰めてしまったのです。袋を紐解いて、自分自身の生命を選択しましょう。太陽のもとに、足を踏み出しましょう。そんな袋の中に、詰め込まれていることはないのです。それでも、スイッチを消したあとの扇風機の羽のように、心は今なお回り続けているかもしれません。過去の軌跡は足跡を残していて、その痛みを癒す必要があるのです。自分の中でしっかりと理解できれば、スイッチを消した後、羽の回転はだんだん遅くなり、そのうち止まります。そう、確かに止めることはできるのです。私たちは、引き離された状態になどないのですから。私たちがそれぞれ、自分自身が生命の力であることをお互いに確認し合えば、皆がその真実を認識する日はやってきます。友人としての関係の中で、シンプルで自然なままに癒しの手を差し伸べられたなら、生命の力をはっきりと見て取ることができるはずです。生命の力がはっきりと感じられたなら、それまで生命を否定され苦しめられていたとしても、それを打ち破ることができるでしょう。コンクリートの割れ目をたおやかに力強く突き抜けるがごとく、これまで障害となっていたものを押しのけて、私たちの生命は暖かい太陽の光のもとに溢れ出すのです。それは、何ものにも止められることはありません。

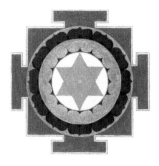

第2章
解き放たれて

第2章　解き放たれて

　ポピュラー音楽が爆発的な人気を博したのは、自分の生命にある本質を感じ取りたいという気持ちを我々が持っていたからです。アフリカンアメリカンミュージックが生まれ、多文化を世界に向けて表現する素晴らしい芸術家が世に出たことは、本当に喜ばしいことです。その音楽は確実にヨーロッパ精神を超え、私たちは今までよりもっといろいろなものを感じ、中でも生命の鼓動を感じるようになりました。現代音楽は、世界に新たな意識を目覚めさせたのです。『ヒア・カムズ・ザ・サン』を書いたジョージ・ハリスンのような労働者階級にとってのヒーローたちは、有名人に対する印象を塗り替え、普通であることや人間らしくあることが何より大切だと示しました。個人の大切さが見直され、普通であることがいかに素晴らしいことかが認識されたのです。彼らは、自分自身が真摯に追い求めたことを、公に向けて表現しました。西洋人の心に精神の概念を伝えるために彼らがしたことは、世界的に著名ないかなる指導者のしたことにも匹敵するほどです。特に、ジョン・レノンがパートナーであるオノ・ヨーコとともに公然と弱さを表現したのは、驚くべきことでした。彼の歌う『イマジン』は心の中に染み入り、私が言おうとしていることすべてを、わずか3分の間によりわかりやすく言い表しています。けれど、私たちは、はたしてそれを本当に聞いていたのでしょうか。

　音楽を表現し、音楽を聞くことは、誰にでも可能です。偉大な音楽家でなくても、音楽を楽しむことはできます。フォークソングに出てくる歌詞もそうですが、何よりすばらしいものは、私たち自身の中にあったのです。私たちがいろいろなものを感じられるのは、神の権化であり精霊であるかのようなジミ・ヘンドリクスがギターを演奏し、ヴァン・ゴッホが絵を描き、仏陀が瞑想するときだけなのでしょうか。何にも邪魔されることなく、彼らは自由な魂から我々に直接感動を投げかけ、我々はそれを受け取り、感じ入りました。それでも私は、私たちごく普通の人間が、自分の脳に残された指紋を拭き取り、自分自身の自然な姿に身を委ね、そこにじっとして自分の奥深さを感じるにはどうすればよいのか知りたいと思うのです。社会性に様々なものを課せられる以前の自分の生命を感じるには、どうすればよいのでしょう。素晴らしい

作品を吸収し、その真似をし、あるいはもっと素晴らしいことを何かしなくてはならないのでしょうか。素晴らしい作品は、確かに私たちの可能性を示し、それを伝えてくれました。けれども、この世界は芸術や他の様々な分野で素晴らしいことが達成されるのにあまりに夢中で、我々自身のすべての細胞や呼吸に存在するこの偉大さには目を閉じたままです。我々は皆、ごく普通の生命として、この上なく美しい芸術を力強く表現しています。友人同士で交わす言葉も、恋人同士が交わす微笑みも、素晴らしく芸術的な表現なのです。生命との素晴らしい関係はすでに築き上げられて、残された指紋も消えていくはずなのです。

　ヨーガと同じように、芸術は作品とその作者が完璧にひとつになったものです。その中には、生命のエネルギーが流れています。ここでの芸術とは、偉大なものとして通常捉えられているものに限っているわけではありません。実際に、生命がもっとシンプルに動けば、芸術はもっと簡単に成し遂げられるのです。自然そのものとして、芸術は生命の中に確かに存在しているのです。実は、歴史上の偉大な芸術家の多くは、苦しみ悩んで一生を送りました。彼らは、自分の芸術がうまく達成されたときにのみ深く感じることができたのですが、そんなことは、そうしばしばあることではなかったのです。多くの場合、芸術的な衝動は、生命に耐えがたい枠組みが押し付けられることによって生まれ、その衝動で、芸術家は締め付けられた心を打ち破ろうとしたのでした。その勇気は称えるにしても、我々には、自分が普通であることの素晴らしさを実感するにはどうすればよいのかはわかりません。何かを感じるには、並ならぬことが起こらなくてはならないのでしょうか。けれど、私たちには、もっと別の可能性もあるはずです。自然界をよく見てみましょう。人間以外のすべての生き物は、敏感にものごとを感じ取るかのように、じっと自然な姿に身を任せ、ものを考えているようではないですか。私たちも、達成に対して従来持っていた概念から解き放たれれば、人間という特別な存在の奥深さや、一人ひとりの素晴らしい特質の中にある深遠なものを、楽しむことができるのです。生命は、すべてのものと結び付いています。芸術やヨーガも、この生命に生まれつき備わったものなのです。誰もが皆、自由に楽しむことのできるものなのです。

　では、一体何が障害となっているのでしょうか。どうすれば、それを取り除くことができるのでしょうか。ヨーガでは、心は体全体の伝達手段であると理

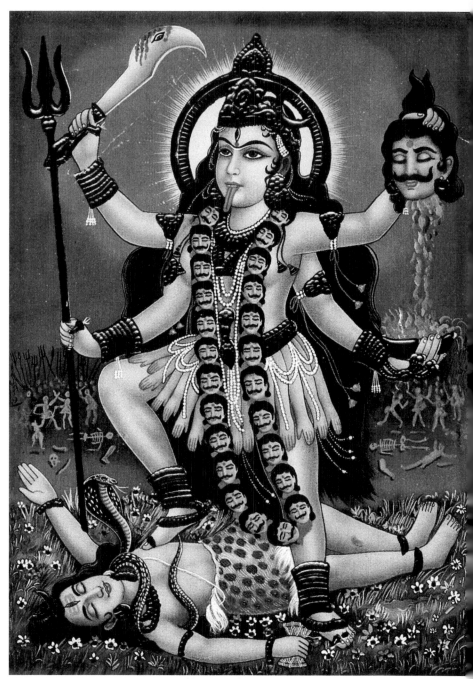

Shiva surrenders to kali

解されています。心と感覚は、体がいろいろなことを経験し、それに反応したとき、どのように進むべきかを指図する手段です。私たちは、すべてのことを心と感覚を通して経験するのです。つまり、心のあり方次第で、我々が自分の経験をどのように捉えるかは変わってくるのです。心の中が従来の考え方で占められていれば、自分の経験することも正真正銘自分自身のものにはならないでしょう。社会環境から態度や情報を吸収した心には、コンピューター同様、自身の考えなどないのです。経験を知覚するのに、心がまるで緩衝装置か衝撃吸収材のような働きをしているのです。これでは、自分の経験したことを解釈し直したり、別の解釈をしたりすることもあるくらいでしょう。ヨーガは、心を体全体とつなぎ、ひいては生命そのもの、意識や生まれながらの知性と結び付けるものです。心が透明になり、ものごとをそのまま受け入れられれば、我々は実際に力強い経験をすることができるのです。自分自身が経験することとして、すべての自然と結び付くのです。そして、自分自身の経験を実感するのです。他とともにいることができるのです。他に反発したり、たじろいだりするのではなく、他を受け入れる力が育つのです。経験したことを、消化するのです。経験に呑まれるのではなく、意識で経験を消化するのです。

　社会性が我々の経験そのものを締め付けていると言うと、あまりに否定的に聞こえるかもしれません。私たちは、40年の間にずいぶん変わりました。心がすべての経験をふるいにかける媒体となって、他とは異なる自分独特の経験などしなくなってしまったと言うと、手厳しすぎるでしょうか。けれど、よく考えてみてほしいのです。私たちは、それぞれ人とは異なる生命体です。それなのに、私たちが息苦しさを覚えるような、ばかげた行動規範や達成目標を押し付けられて生きているのです。そのために、我々は落胆し失望しているのです。私たちは、あらゆる類の解決法を差し出され、それに利用されているのです。薬や精神的信仰や、マスコミが提唱する個性のない中流階級の暮らしなどが、社会性を重んじる心の中に刷り込まれてきたのです。疑問を持つこともなく、私たちはそういうものを受け入れてきたのです。

　そのどこが悪いのだ、それでよいではないかと思われるかもしれません。けれど、自分のことに当てはめて、よく考えてみてほしいのです。あなたは、自分自身の生命を経験しているでしょうか。自分自身に直結して、ものごとを感じているでしょうか。呼吸し、心臓が脈打ち、ここに生きる生命体そのもの

であるあなた自身を、感じているでしょうか。あなたに生を与え、呼吸をさせ、あなたの心臓を脈打たせているものは、何でしょう。ヒーローのような存在である著名な芸術家、俳優、作家、音楽家、精神の悟りを説く人々が私たちを刺激したのは確かであり、それは素晴らしいことです。けれど、彼らはまた、人間の表現方法の模範をも作り出したのです。その模範を基準に、どんなことが可能であり、さらにはどのようにあるべきかを、私たちは考えるようになりました。このため、人とは異なる自分自身の生命を生きて、自分のために何かを作り上げることは難しくなり、自分らしいヨーギ、芸術家になることが困難になりました。どうすれば、私たち皆が自分自身の生命を直接経験し、それを表現することができるのでしょうか。私たちは、太陽、月、木、その他すべてのものとともにここにある、本物の生命です。それを理解すればよいのです。ヨーガも芸術も、生命の自然な流れとして、湧き出てくるままにしておけばよいのです。本物を生み出さねばならぬという芸術上の葛藤が生まれるのは、自分自身の生命が持つ真実が、社会性によって深く否定されているからです。けれど、あなたの生命は素晴らしく知的で、力強いものです。そして、すでにそこに存在しています。他とは異なる自分自身として、簡単にここから歩みを進めていけるはずなのです。太陽も昇るのですから。

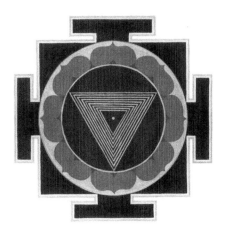

ごく普通の人こそ悟りの境地にあるのです

　精神修行の世界では、悟りを開いた偉大な人々が模範として高々と掲げられています。そのヒーローを求めて人は躍起になり、そんなふうになりたいともがき苦しんでいます。ですが実は、普通の人間である我々こそが、悟りの境地にあるのです。呼吸を体で感じれば、自分自身が悟りの境地にあることは実感できます。それは、すでに私たちの中に、生命体である私たち自身として、確固として築かれているものなのです。この自然界は、本当に美しいものです。ヒーローを追い求めることなく、何かに取り付かれることもなく、ただごく普通にしていれば、生命の実体、「宇宙」はヨーガを通して感じられます。体が、自然なままの姿を感じるようになるのです。私たちの中には、生命の力がみなぎっています。その力は柔らかく、あらゆるものを受け入れることができるのです。まわりの生命に完璧に対応し、自然のおもむくままに動き、感じ、あらゆるものを受け入れているのです。

　本当にあなたのためになるヨーガを練習できれば、心と体はリラックスし、開かれます。そして、体、呼吸やまわりのものと寄り添う力が得られます。ヨーガは簡単ではありますが、正しい方法で習得しなくてはなりません。そうすれば、実際に経験するというのはどういうことなのかが、わかるはずです。ものを食べるという行為も、生命との直接のつながりを直に経験するにはよい手段です。実は、食べることに関しても、私たちは誤った方法を採っているのです。何かを感じるために食べることが、否定されているのです。過食は体のシステムには多大なる負担であり、脂肪は生命の流れを妨げるものです。動き、呼吸することを通して自分の生命が感じられれば、食べ物は生命の中で適切に働き、私たちを助けてくれるはずなのです。

　伝統を重んじる地域にいようがいまいが、どんな環境にいようと関係なく、私たちの中には人類が負ってきた苦難が入り込んでいます。私たちは、人間が負ってきた苦悩の歴史の最後尾にいるのです。知ろうが知るまいが、それは自然なままの私たちの上に重くのしかかっています。恐れをなし、別の真

実を求めてさまよう文化の影響で、私たちには自分の自然の驚異が見えなくなっているのです。社会環境や家庭環境の中で男性らしさ、女性らしさやそれぞれの役割についての考えを押し付けられ、そのために男性と女性の両方の特質に身を任せることができなくなっているのです。

　このような考えに聞く耳を持つ社会など、ほとんどないでしょう。社会環境が生命の持つ可能性を著しく制限していたなどとは、気づきたくもないでしょう。私たちの体は拘束され、もしかしたらその細胞にまで拘束された記憶が残っているかもしれないと思うと、怒りと悲しみが湧き出てきます。こうしてみると、私たちがあまりに影響を受けやすいかのようですが、そんなことは関係ありません。わずか1、2歳の無防備な赤ん坊の頃から、まるで大きくて柔らかいスポンジでもあるかのように、その体は社会性を吸い込んでしまったのです。どれほど、ショックを受けたことでしょう。そして、怯え、萎縮し、混乱してしまったのです。悪い影響が、生物学上のシステムにも社会的なシステムにも、救いようのないほどしっかりと影を落としてしまったのです。そんなことには気づかぬままでいるほうがよいのかもしれません。実際、たいていの人は気づかぬままです。初期仏教で言われるように、「道を歩み始めたりしないことが一番だが、いったん歩みを進めてしまったのなら、できるだけ早く済ませてしまうに限る」のです。枠組みで拘束されていることなどには、気づかないほうがよいのかもしれません。けれど、それに気づいてしまったのなら、もうときはすでに遅いのです。何とかしたいという衝動を、もはや消すことはできません。何かが為されなくてはならないのです。

　ヨーガでは、このようにドゥフカ(苦、魂の拘束)に気づくことがヨーガを感じる第一歩であり、練習の動機付けのためには避けて通れない道であると理解されています。そこに気づいてこそ、自分の状況を何とかしなくてはならないと、突き動かされるのです。このような拘束は誰もが受け継いできたものであり、何ら恥じる必要はありません。自分だけが魂の拘束を受けているのではないかと思いがちですが、そんなことはありません。それよりむしろ、こういった拘束に自分の目を向けることができたことに感謝するべきなのです。拘束に気づいてこそ、自分自身で行動を起こすようになるのです。拘束されているという事実を受け入れることは、弱さのように見えて、実は力強いことなのです。何故なら、それは事実だからです。真実に近く、生命の力に近いものなのです。痛みを伴う苦しい事実に対してできることは、実際に行動を起こ

し、生命体に直接つながる生命を生き、すべての教義から解き放たれ、思考モデルからも解き放たれることです。今私が述べていることも、もし教義のように映っているのだとすれば、この考えからも解き放たれるべきなのです。私たちには、完璧な体、呼吸、そして男性女性に備わった力強さがあります。それがあれば、この力に満ちた真実は私たちのものなのです。何世代にもわたって私たちの体のシステムに伝えられてきた苦しみから逃れる道は、ひとつしかありません。私たちのもとに火をおこし、燃やすのです。時間をかけて、あるいは瞬時のうちに為すべきことを済ませてしまいましょう。問題解決の模範に従って困難に打ち勝つためにもがいても、何にもなりません。生命の自然な流れに任せるのです。ヨーガは、生命にとって至極自然なことです。このようなエネルギーの流れは、自然がすでにずっとしてきていることそのままなのです。体や呼吸、そしてものごととのつながりの中で、自然と調和するだけでよいのです。まず大事なのは、自分が楽しむことです。そうすれば、おのずと障害は取り除かれるはずです。

　自然体でいれば、人間は素晴らしい環境を手にします。人間は、しなやかに直立した体を持っています。非常に発達した神経システムを持ち、脊柱は膨大な知力の中心となっています。多くの素晴らしい機能があり、自己を表現し、論理的にものを考え、あらゆる種類の楽しみを感じ、創造することができるのです。しかしながら、体を通る一本の線のどこかで、知力は致命的な過ちを犯してしまいました。自分のことを、生命体である自身から離れた存在であると思い、太陽とも星ともつながりがなく、その上男性と女性は相容れないものだと思ってしまったのです。どこかで、人類は上を見上げてまわりを見回し、「あぁ、私は離れた存在なのだ」とか、「あぁ、ここはなんて美しいのだろう」などと考えてしまったのです。何を思ったにしろ、とにかくこうして、自分のことを分離された存在とみなすようになりました。自分の経験ともつながりを感じず、まわりのものからも生命自身からも離れた存在であると考えるようになったのです。こうして、文化や宗教、芸術、科学はすべて混乱に陥り、失いもしていないものを失ったかのように、異常なまでに追い求めるようになりました。何も人間はただ怯えるばかりだとか、私たちは、心の中で真に優しい気持ちを時折感じることすらないなどと言っているわけではありません。科学や芸術は無駄だと思っているわけでもないのです。ただ、文化が伝えていることは、主に恐怖、疑問と喪失感なのです。そして、一体何に対する恐

怖や疑問、喪失感なのかさえ、私たちにはわかっていないのです。一体何が失われたというのでしょうか。そもそも問題などあるのでしょうか。そんなものは、どこにもないではありませんか。それどころか、我々には、ものごとを感じ、いろいろなものとの意思の伝達を図る手段となる、こんなにも素晴らしい体があるのです。ただ、多くの文化が必死になって我々の持つ真実を否定し、今ここに存在するこの生命以外に真実がどこかにあるはずだと考えてしまっただけなのです。

　それでは、一体どうすれば我々は、我々のいる絶対的で素晴らしいこの生命とつながり、それを堪能できるのでしょうか。そのためには、まず自分自身の姿を実際感じてみることです。メディアやアルコールなどによる刺激を通してではなく、自分自身の自然なままの状態を経験するのです。私がヨーガを勧め、そのために尽くしているのは、ヨーガをすることによって私たちは自身の体、呼吸、つながり、そして生命を直接、経験することができるからです。私たちが、自分の自然なままの状態を本当に楽しみ、生命の流れが十分に流れるのを感じれば、社会性に飢え付けられたものなど徐々に消えて、やがて私たちのもとからなくなるはずです。私たちの生命のシステムが持つ並外れた知性に手を出すことのできるものなど、何もないのです。ありえません。徐々に消えていくのか、突然消えるのかはわかりません。我々の中を、地震のように突き抜けてバランスを元に戻し、体の内外を通る道筋にあった岩を、きれいに払いのけてくれるかもしれません。あるいは、楽しみながら体や呼吸を調整し練習していくうちに、ゆっくりとことは起こるのかもしれません。社会性による締め付けはきつく厳しいものだったとしても、ほんの少しのことを理解するだけで、そこから完全に解き放たれるはずなのです。自分が離れた存在だと思ってしまった過ちを、繰り返さなければよいのです。そして直接、生命とつながればよいのです。これは、新たなる進化の瞬間です。社会性に妨げられることのない、しなやかな体と莫大な知性の塊があれば、自分の真実を感じ、それを楽しみ受け入れることはできます。そして、お互いが力づけ合うのです。体は、つながりを感じるように組み立てられています。その中に平穏、英知、充足感はあるのです。

　地域社会がこれからもずっと、今までと大差なく続いていくであろうことは明らかです。それでも、ひとり、またひとりと束縛から解放されれば、それが積み重なって大きな影響力となるはずです。社会とも、社会が昔から犯して

きた過ちとも、対立する必要はありません。決して、私たちは批判、批評の眼を持つべきでないと言っているつもりではないのです。けれど、文化が私たちにしてきた、計り知れない不当な行為に怒りを持ち続けたところで、自分自身の惨めな気持ちが続くばかりです。社会性が何をしようと、私たちが皆、ここに生きている生命であることに変わりはありません。宇宙は、自分の為すべきことをきちんと行っているのです。私たちは皆、その宇宙につながっているのです。太陽を、皆で感じているのです。苦しみが深く浸透していようが、今も苦しみが入り込んでいようが、関係ありません。ただ、行動を起こせばよいだけです。粉々に破壊して燃やしてしまおうが、ゆっくりと動かそうが、どちらでも自分のやりやすい方法でよいのです。あなたのことを思い、あなたを本当に助けてくれる人に、ヨーガを教えてもらいましょう。自分の体、自分の生命に、本能のままつながりましょう。そうすれば、すべてのものは切り開かれ、怒りは取り除かれて、あなたは様々な人に囲まれながら、自由にそこに存在できるようになるはずです。

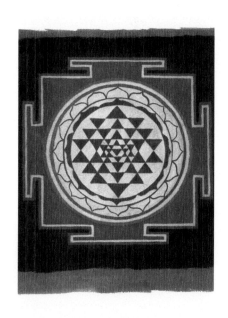

我々は、社会から孤立することはできません。私たちには、社会やまわりの人々が必要です。何人もの人がこれまでに試みてはいますが、ひとりで社会を変えることなど不可能です。それよりも、その場にとどまり、自分のいる社会環境を楽しみ、社会に貢献し、そして社会を変えていきましょう。宗教が指し示すような特定の生き方を、生まれたときから、あるいはその後自分で選んで貫こうとする人もいるでしょう。別の可能性を追い求めようとすれば、それは自然なままの自分の姿を否定することになります。あなたのいる地域社会の中や、あなた自身の中でも、それは起こりうるのです。けれど、今までの話をあなたが理解していれば、あなたはすでに自分自身の生命の中に身を委ねているのではないでしょうか。それなら、その生命の中ですべての思考が始まり、すべての行動が起こっているはずです。これは、社会と対立することにはなりません。地域社会に参加することをやめる必要は、まったくないのです。それどころか、自分の生命の本質に近づき、その一番奥底に沸き起こる確信に満ちた気持ちを感じれば、地域社会に対する情熱も増すのではないでしょうか。地域社会に参加するのには、いろいろな理由があります。私たちは、社会的動物です。群れを成すものなのです。根本的に、コミュニティーを必要としているのです。お金が必要であり、社会のエネルギーが必要であり、まわりの人からの助けが必要なのです。他と親しくなることを必要とし、生活環境、友人を必要としているのです。古代から、宗教上のコミュニティーはメンバーがお互いの助けを得る場でした。地域社会を拒否することはありません。そこにとどまり、地域社会が与えてくれるものを受け取ればよいのです。文化が強要する行動規範にあまり深刻に振り回されないよう気をつけながら、状況をよく見極め、文化の一番基となっている考え、生命の神聖さ、一人ひとりの生命に対する尊敬の念を求めることは可能です。このことを理解し、勇気を持って自分自身でしっかりと立ち上がれば、古くからある信念に対しても、新たな解釈の仕方がはっきりと浮かび上がってくるはずです。生命を確信し、自分のシステムにそれがすっかり浸透すれば、信じる気持ちはより深まるでしょう。自分の家族、自分のコミュニティーの中で、それまでの自分の場所にとどまったまま、自身のヨーガを練習し、自分の生命を感じることはできるはずです。地域社会から拘束を受けることなく、地域社会に自由に参加し、地域に貢献することはできるのです。そして、その姿勢が、社会の課した枠組みを取り払う一歩となるのです。

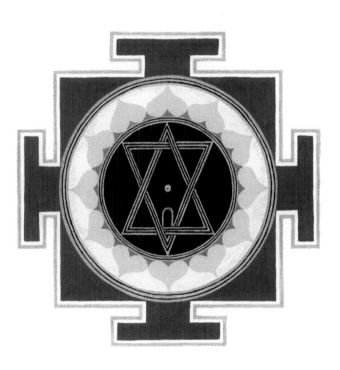

この話はあまりに理想的で、現実味がないでしょうか。実際、文化システムが権威をかざし、あなたの生命に厳しく制限を加えて影響を与えている場合もあるかもしれません。何らかの調整をする必要があるかもしれないし、環境を完全に変えなくてはならないかもしれません。それは、あなた次第です。ヨーガの指導者や友人から助けを得たり、健康管理について専門家に相談したりして、自己を省みる必要もあるかもしれません。けれど、あなたの生命を支配しているのは、あなた自身であることを覚えていてください。どんなに深く思いにふけり、ヨーガの練習をしても、自分の習慣が正しいのかどうか考えることもなく、制限だらけの環境を考え直すこともなければ、何の変化も訪れない可能性もあるのです。だからこそ、実際に変化を感じるためには、お互いの助けが必要です。友人の目から見れば、何が必要か、もっと明らかに見て取れるはずなのです。何かを変えて、自分を囲いに入れている環境から抜け出す必要もあるかもしれません。呼吸をしている生命体としての自分が持つ平穏や力強さを、声を大にして主張する必要があるかもしれません。例えば、イスラム教原理主義や、キリスト教原理主義の文化では、はたして女性は自分のことを、生命として生きているものとして認識することができるのでしょうか。多分、無理ではないでしょうか。そして、あらゆる時代で、あらゆる方向へ向かって宗教の説く行動規範は波紋のように広がったため、その行動規範によって制限を受けているのは、宗教社会に限ったことではないのです。我々の社会の価値観の基礎を成すものは、宗教に押し付けられた考えを基としているのです。ローマ帝国と教会は、奥深くまで私たちの考え方に影響を与えており、その思考はいまだに私たちの中にあるのです。それが、皆の考え方となっているのです。今こそ、すべてを考え直すときです。とにかく、自分のヨーガを始めることです。

男性の力は、女性なしでは長く持ちません。力を持続するための背景と持続力、そしてその実体は女性が与えるものです。女性なしでは男性が破壊的であるのは、時代を超えて何度も何度も目にしてきた通りです。女性がともにいることで、男性は穏やかになれるのです。ヨーガが最終目的とするのは、離欲、平穏、そして様々な経験を自由にすることです。これは、経験に距離を置いたり、経験自体を避けたりすることでは、得られません。生命に起こるすべてのことを、そのまま受け入れることで得られるのです。ヨーガとはつながりであり、つながることで平穏は生まれます。ヨーガの目的は平穏なのです。

力ではありません。そして、つながりによって、平穏は得られるのです。自分で意識して努力する必要はありません。新しい世代の理想主義としてもてはやされ、従来の社会との関係に不安を抱く中で広まった、明るく前向きな姿勢も必要ありません。平穏のない力など、破壊的なだけです。平穏を認識し、我々は生まれながらにしてすべてのものとつながっているのだと理解できれば、力は生まれます。自然なままの姿を見つめ、その中に身を任せることで、平穏と平穏の持つ力は感じられるのです。体、呼吸、そしてものごととのつながりを大切に思いましょう。こうして生まれた力は信頼の置けるものであり、すぐになくなったりするようなものではありません。この生命体は、完璧なまでに知的であり、変わっていく世界にも常に対応できるものなのです。

ジミ・ヘンドリクスは「力を愛することをやめ、愛することを力にしよう」と言いました。ジミ・ヘンドリクスのような人物は、生命の表れです。その芸術的な生命の中に我々は自然なままの人間の姿を見出し、その中で素晴らしいまでに生命に対応しているのに気づくのです。私たちは彼らの作品の中に、自分自身の深遠さを感じることができるのです。そして、完璧に対応できるシステムは、私たちの体の中にも同じように組み込まれているのです。そのシステムは、自然のプロセスとして、まばたきをするとき、向きを変えるとき、微笑むとき、ものに触れるとき、美しいものを見て深く息をするときにも、働いているのです。我々は自然なままに、ごく普通のヨーガの動きや芸術のさざなみを通して、生命を楽しむのです。母親として子どもをいつくしむ気持ちを持つことも、十分に満たされた生命を感じるには大切です。自然そのものを深く感じ入るには、他へのいつくしみの気持ちが大事なのです。それ以外のものはすべて、何の意味も持ちません。このような深い気持ちを感じたために、逆に自分のことを弱いと思うこともあるでしょう。我々は、あらゆることを感じています。人類が苦しんでいる心の傷も、感じているのです。気をつけてほしいのは、魂はその奥深さを感じていると同時に、傷も感じているということです。しかし、その弱さの中には、力強さもあります。私たちにある弱さは、紛れもない真実だからです。さぁ、これでリラックスできるでしょう。この先ずっと続いていく社会を、経済を、世界を作り上げようではありませんか。世界が遅れをとっているなら、自分でやってみようではありませんか。

指導者とは

　ヨーガの練習には一人ひとりへの心遣いが必要であり、よい指導者からアドバイスを得ることで大きな効果が得られます。これまで述べてきたようなことすべてに卓越した指導者を見つけるのは、恐ろしく難しいでしょう。指導者やセラピストとしてその名を世に知らしめている人というのは、たいてい自分のキャリアや商業的な面ばかりに一生懸命で、一人ひとりに直接思いやりを見せることなどには、ほとんど興味がないのです。そういう人は、お互いに開かれた対等な友情を築くことには気が進まないのです。危険を承知でこのような環境に自分の身を置けば、指導者やその教え、あるいはセラピストに枠組みを押し付けられて、あなたもそれを受け継いでしまうことになるでしょう。彼らが教える解決への道とは、ものごとを型にはめる文化に基づいたものなのです。信頼の持てる友人からこそ、ヨーガは学べます。あなたに必要なものは何なのか、細やかな心遣いで対応し、あなたに思いやりの心を表す人でなくてはなりません。これが何より大切な条件であり、これこそがあなたを成功へと導くものなのです。ヨーガに大切なのは、膨大な量の情報などではないのです。ヨーガに卓越した人がまわりにいないのなら、同じように考え、同じようにヨーガの練習に興味を持つ友人を見つけましょう。それで十分です。

　最近の再評価カウンセリングやコウ・カウンセリングの技法は、お互いに助け合いながらデリケートな問題に対処する技法として、モデルとなるべきものです。友人同士がお互いにすぐ手の届くところにいて、「私はあなたのために、ここにいるよ」と示し、お互いの助けとなるように心を開いて話を聞き合うのです。お互いを理解していく中で、何が問題なのかを見極め、その問題から解放される道を探し、前向きな姿勢を取れるようにするのです。友人の助けを得たことで、ぼんやりとしていたことが明らかになり、自然なままの自由な気持ちになれるのです。何よりあなたの助けとなるのは、苦しみを経験し、それを乗り越え、その経験を分かち合ってくれる、ごく普通の友人です。あなたの経験を理解してくれないような人では、あなたの助けにはなりません。そう

いう人は、生まれながらにして、すべてのことを悟っているかのような人なのでしょう。あるいは、権威をかざす人々やその考えに汚されて、人より優位に立ち、人をコントロールする立場を貫いているような人なのかもしれません。
　ヨーガの能力が取り沙汰されると、おのずとヨーガを指導するという状況が作り出されます。必然的に、不健康な依存関係が、指導者のまわりに築き上げられこともあるでしょう。指導者とは人が持たないような技能を持つ特別な人であるという、それまでの社会規範に基づいて、師弟の関係が作られるのです。子どもの頃や思春期に指導者という存在に対して持っていた感情は今もまだ心の中にあり、そのため、このような関係が生まれるのです。指導者には、何も特別な点などありません。我々は皆、同じ状況を分け合っているのです。こういう力関係が生まれないように気をつけるのは、指導者側の責任です。師弟の関係は、自然で対等なもののはずなのです。指導者が対等な立場をとれば、生徒も同様に、その関係に敏感に反応するはずです。そうすれば、社会性の押し付けるものに心捕らわれることなく、ヨーガは伝えられます。従来の社会関係における力をめぐるゲームなど一掃し、もうそんなものに惑わされないようにしましょう。
　思春期においても、人は、指導者とは特別な存在であるという社会的概念に基づいて指導者に接してしまいます。そして、指導者から離れ自己を確立して力を得る必要があるのではないかと思い、独り立ちの素振りを見せたり、怒りをあらわにして指導者のもとを去ったりすることもあるのです。この場合も、指導者の責任において、そのような反応には無関心を装わなくてはなりません。社会的力関係を振りかざすことのないようにし、このような態度を助長しかねない社会的立場に気をつけるのは、指導者側の責任なのです。生徒がことを理解できるようになれば、子どもの頃や思春期の頃に指導者とどのような関係が築けるかには自分にも責任があることなのだと思うようになるでしょう。そして、対等な友情関係に基づく師弟関係こそが大切なのだと思うようになるでしょう。
　我々は今、文化を大きく変化させています。人間にとって妨害となっていた仕組みを、取り除こうとしているのです。コントロールする力を得たいという気持ちを捨て、友情と思いやりの心でヨーガが指導されれば、その効果は素晴らしいものとなります。正式に師とみなされようが、そうでなかろうが、そんなことは関係ありません。友人として、親しい間柄を築き上げましょう。そ

の関係の中でこそ、ヨーガは伝えられます。こういう対等な関係こそが、ヨーガを伝えるためになくてはならない要素です。その中でこそ、人を力づけることができるのです。他に信頼を寄せることで、自分自身にも、生命にも信頼が持てるようになるのです。生徒が指導者のもとにやってきた時点ですでに、そこには信頼関係があります。生徒は、何か助けになるものがそこにあるはずだと信じて、指導者のもとにやってきているのです。その信頼の気持ちを利用するのではなく、それぞれの生徒にふさわしい、本当に役立つことを教えるのが、指導者の責任です。自分のことを指導者やセラピストであると思っている人の多くは、自分の教えを他を操る手段として使う汚れた人々です。心理的策略を使ったり、社会的な考えを押し付けたりすることをやめれば、本当にその人のためになる教えを伝えることはできるのです。その人のことを、心から思わなくてはなりません。生徒の立場が持つ弱さも、理解されなくてはなりません。指導の質は、一人ひとりを尊重する気持ちがあるかどうかで決まります。自分は守られていると感じられれば、何かが起こります。そこにいるすべての人が包み込まれ、お互い共鳴しているような感覚が得られるでしょう。これこそが、本当の、魂のヨーガです。

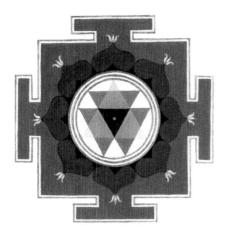

神聖な書

　その昔から現在に至るまで、人々は自分の経験したことや自分以外の人間の経験したことを書に書き留めたり、他の伝達手段を使ったりして伝えてきました。これは、人間の経験の中でも、大切なことだと思われます。ヨーガの世界では、古代から現代まで様々な書がしたためられ、ヨーガの理解やその修行に多大なる貢献をしてきました。自分の考えや自分以外の人の思想を文章にした古代、現代の人々には、とても感謝しています。特にパタンジャリの『ヨーガ・スートラ』はヨーガの手引書とも言うべきもので、時代を超えて読まれ、何世代にもわたって多くのヨーギを助けてきました。こういう作品は、健全に向き合っている限りは、果てしもなく豊かで楽しい書です。車の修理やギターの弾き方に関する手引書のように、単純に方法を述べているマニュアルとして捉えれば、有効なものなのです。けれど、古風な表現で書かれた古代の書には、実際の修行の方法はわずかしか述べられていません。しかも、これらは、書の説明をしてくれる個人的な指導者が身近にいるという前提で書かれているのです。実際、昔はそうだったのです。指導者の役割は、書が生徒にとって意味を成すものとなるように説明をし、生徒が自分にふさわしい形でそれを取り入れられるように助言することだったのです。指導者は、友人同士の生きた会話の中で、書に息を吹き込んでいたのです。『ヨーガ・スートラ』は指導における手引書のようなもので、生徒と指導者が実際のお互いの関係の中で使うためのものでした。こういう関係こそが、ヨーガの本質です。それが、ヨーガの教えに生命を吹き込み、ヨーガが自分自身のものとなる手段だったのです。このつながりこそがヨーガなのです。ヨーガとは、教えではありません。お互いの関係がなければ、書はただ字が羅列されているだけで生命を持たないものにすぎず、誰にとっても、何にとっても意味を成すものにはなりません。「指導の内容が大切なのであって、指導者などは関係ない」とも言われているようですが、私はこの意見には反対です。

　残念なことに、インド人には師とその指導を神格化し、師に絶対的管理の

立場を与える一方で、師以外の人々の地位を低く見て、生命としての自立を認めないような傾向がありました。指導者と書には、現実を遥かに超えた神話的なまでの地位が与えられました。指導者がその一生を終え、その教えが伝えられ始めてから遥か遠く時代を超えても、文化の中でその地位は高められていきました。そして、人間から生命を認識する責務を奪い取り、人類の歴史において、社会をコントロールする手段となったのです。政治的な力に利用された指導者や教えもありました。ローマがキリストを取り上げて、崩壊しつつある帝国にキリスト教を広めたように、インドのアショカ王は仏教とその放棄の精神を広め、それを力の構造を作り上げるために利用しました。しかも、マハーラージャは、寺院を建てることで税を徴収したのです。権力とは、古代の書や正当とも思えぬ話にその発端を起因するものだったのです。我々は、書物の中に何らかの意味と真実を探しました。けれど、そんなものはそこにはないのです。むしろ、真実は我々のすぐそば、私たちのこの肌に、私たちの生命の中にあるのです。人の言葉や論理の中に自分の生命の価値と意味を探し求めたところで、自分自身の姿という真実を否定することになるだけです。真実は、本の中にあるのではありません。私たちの生命の中にあるのです。真実が生命の中にあれば、書から害を受けることなく、書を自由に使うことができます。あるいは、使わないかもしれません。そんなことは、どちらでもいいのです。書に親しむのは、いい映画を見に行くかのように楽しいことです。ただし、私たちは映画の中にまで、自分自身の生命の中より真実を見出そうとするので、それには気をつけなければなりません。言っている意味が、おわかりになるでしょうか。いい映画には、私たちの真実の姿が指し示されているように、うまく使えば、書にも同じことは可能なのです。『ヨーガ・スートラ』は、それにぴったりの書です。古代サンスクリット語でスートラを読むのは、そういうことが好きな人にとっては、素晴らしい楽しみとなるはずなのです。

　パタンジャリが、すべてをうまくまとめて成文化し書にしたのは、それが皆のためによいと思ったからでしょう。けれど、その書は人生において何をすべきかを指導する、指南書のようになってしまいました。そして、生命がまるで問題に満ちていて、不十分であるかのような印象を与えてしまいました。書をしたためる人というのは、生命とは不十分であるという考えを信じ、それをまわりの人に伝えています。彼らは、文化の掲げた架空の状態にたどり着こうと必死に

なり、自分が今ある姿を否定しました。「神聖」であるとされる書も、指導者も、実のところはこういうことなのです。彼らも最初からそんなことを意図していたわけではないのでしょうが、文化にあっという間に捕らえられてしまったのです。パタンジャリは神のような存在となり、『ヨーガ・スートラ』にある言葉は石版に刻まれました。こうしてせっかくの素晴らしい言葉はその力を失い、まるで我々が生命として十分満たされたものではないかのように、疑問の心、迷える心を生み出すだけのものとなってしまいました。そして二分化を作り上げ、生命の中には神聖とはいえないものが存在すると指し示すようになったのです。神聖な書に書き記されていることは本当であり、確かに力強く迫ってきます。けれど、あくまでも考えを言葉にしたものにすぎず、決して生命より重要であるかのように誇張されるべきではありません。パタンジャリが神格化されている文化に属していない場合でも、その言葉の影響を受けていることは否めません。実のところ、人は疑問の念に駆られるあまり、自分自身にある威厳よりも、書に記されていることのほうが正しいのではないかと思う傾向にあるのです。けれど、本に書いてあることは誤りである場合が多く、それを書いた人もきちんと正否のほどはわかっていないのです。

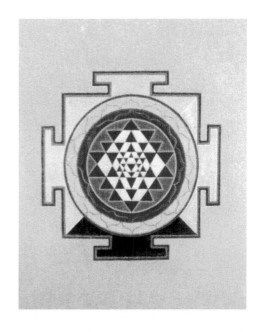

特に著しい例としては、非常に重要なスートラ、第1章2節の解釈が挙げられます。これはヨーガの定義を記したもので、長年にわたり、100を超える数の英語訳やドイツ語訳で紹介されてきました。そこでは、「ヨーガとは心の変化を止めることである」と解釈されています。この定義は、社会に莫大な影響を与えました。何世紀にもわたり世界中の人々が、それを信じて熱心に心の揺らぎをなくそうともがきました。様々なことを経験するのを避け、心の揺らぎを誘うようなことからは目をそむけました。我らが偉大なるクリシュナマチャルヤは、その正確な言葉で、本来の意味は、「ヨーガとは、心を通して連続的に、意識を自分の選んだひとつのものへと導くことである」と述べました。その結果、心が変化することが少なくなる、というのです。これなら、誰にでもできるはずです。このようにすれば、ヨーガは誰にでも簡単にできるものになるのです。意識を集中するひとつのものとは、まずは体であり、次に呼吸、そしていろいろなものとの関係です。これらはすべて、私たちの手の届くところにあります。この解釈は、私たちにまったく異なる見解を示しました。どのように生きていくべきかを人々が考えるにあたり、まったく違った影響を社会に与えています。言葉を絶対視するのは、ある種の危険を伴います。けれど、それさえ気をつければ、書も役立つものとなるはずなのです。

『ヨーガ・スートラ』の大切な部分は、最初の4つのスートラに集約されてい

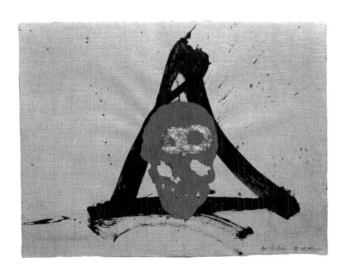

ます。ヨーガとは自分の選んだ方向や経験とひとつになることである(第1章2節)と定義付けられ、自分の経験とひとつになれば、「自分自身の姿」を知り、自分自身が知る人であると理解できる(第1章3節)と述べられています。さらに、恐ろしいことには、そうしなければ我々はただ混乱するばかりである(第1章4節)と書かれています。素晴らしい教訓ではありますが、だからといって、これが私たちの為しうること、しなくてはならないことではないのだという点を、はっきりさせておきましょう。私たちは、すでに経験とひとつになっています。この生命体は、その生命の中で生命として、すでに完璧なまでに生命に対応しているのです。心の中に、何かを知ろうだとか、自分自身で何かを働きかけようだとかいう意識を持つのをやめたとき、自然なヨーガは沸き起こります。それは、『ヨーガ・スートラ』の中にも記されています。並外れて澄み、鮮明な人とは、ものごとを知る人とはどういう人なのかを理解したいという欲求から解放された人であり、自分自身の本質をすでに知っているというのです(第4章25節)。

　さぁ、もしヨーガを練習したいと思うのなら、心の重荷を軽くしましょう。問題を解決するためにヨーガをするのだという義務感から、解放されましょう。ただ楽しむために、ヨーガをしましょう。何かを達成する必要などないのだということを十分理解した上で、ヨーガをしましょう。『ヨーガ・スートラ』のことは忘れてしまってもよいし、楽しみのために読むのもよいでしょう。どちらでもいいのです。パタンジャリはヨーガの様々な技法を発展させましたが、ヨーガの儀式はやがて終わり、そこには何の心理的痕跡も残らないと述べています。方法論としてのヨーガを越え、すべてのものから解放されましょう。何もかも、良かれと思っていたことも、捨ててしまいましょう。必要不可欠なものだと思った時点で、すべては障害となってしまうのです。意図的に捨てるのは無理かもしれません。けれど、自分にとってもはや意味を成さないのであれば、おのずと姿を消していくはずです。問題解決の模範がなくなれば、私たちにはそのままの自然な姿が残されるだけです。生命自身の素晴らしい知性の中に、残されるのです。そこから、本物のヨーガは自然に沸き起こります。『ヨーガ・スートラ』は、せっかくの意図を台無しにしているのです。我々が必要ともしない考えにもかかわらず、大事なものとして捉えてしまうことさえないよう気をつければ、『ヨーガ・スートラ』は研究の価値ある、素晴らしい書となります。

自分のための時間

　エネルギーの集まる場所であるチャクラに関しては、文化的にあれこれと言及されてきましたが、その意味や名前、定義付けには、あまり捕らわれないようにするのが一番です。その意味を考えたところで、ただ心惑わされるばかりです。私たちは、自分の力でここに存在していて、チャクラとは、自律的に生命を支えるメカニズムなのです。エネルギーの集まる場所としてチャクラを感じ、その存在と働きを楽しむだけで十分なのです。大切なのは、自然なままの真実、つまり存在するすべてのものがつながり合ってひとつとなった体を感じることなのです。

　例えば、両手をあわせて心臓の上に重ねれば、左右がひとつになるのが感じられます。ふたつに分かれていたものが、こうしてひとつになるのです。背筋を伸ばしてすわれば、心臓より下に位置するすべてのものが、心臓の上に位置するすべてのものとひとつになるのがわかるはずです。そして、すべてのものがひとつになる場所、魂を感じることもできるかもしれません。一方向に意識を集中してアーサナやプラーナーヤーマの練習をすれば、何かとの一体感が感じられるはずです。そういうつながりを感じる対象は、ある特定のものかもしれないし、太陽かもしれません。生命を体で認識し、体全体の中に生命がみなぎっているのを感じることかもしれません。自分の選んだ方向を向き、練習を通して素晴らしいものを認識しましょう。そうすれば、自由な気持ちで楽しみながら、生命とのつながりを感じるひとときを過ごすことができるでしょう。何ら必要なものはありません。どこかに到達しなくてはならない、という心理状態を作り上げる必要もありません。私たちはすでにここにいて、こんなにも素晴らしい時間を過ごしているのです。

　英知に富んだ古代の文化では、修行の方法が細部にわたって考えられました。その中には、私たちの世代にまで伝えられているものもあります。古代には、宗教的教義もなく、ダルマが力の構造を示すものとして混乱を巻き起こすこともなく、宗教が女性を抑圧することもありませんでした。生命も宇宙も、

そういう背景の中で捉えられていたのです。そもそも、ダルマとは単に、個人的、社会的責任を意味するものであって、生命を助け、高めるものでした。教義を広め、それを保護するために使われるようなものではなかったのです。修行は、世界をあるがままに表現するものでした。自然なままの姿を見極め、自分がまわりのものとどのように関わっているのか、その位置付けを考えるシャーマニズム的なものが、修行だったのです。

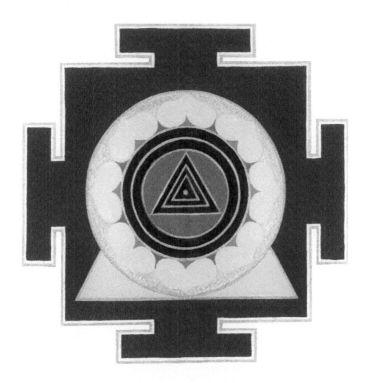

マントラ

　マントラの音を唱えることで、生命体の特定の場所、特定の側面に意識を向けることができます。例えば、マントラの音の中で最もよく知られる「オーム」は、その音を発することによって、体の基部から頭頂部に至るまで体全体に自分の意識を向け、エネルギーを巡らせることができます。「オー」という音によって、体の基部から振動するような力を出し、「ム」という音で、その振動は頭頂部まで行き渡ります。こうして、エネルギーが体の基部から頭頂部まで流れるのです。どうぞ、試してみてください。サンスクリット語では、「オーム」という音は、「オー」の部分と「ム」の部分の長さが3対1になるようにして発音します。そして普通は、次の音を発生する前にしばらくの間、何も言わず黙っています。「オーム」の音が体全体を振動して流れ、それによって体全体がひとつになります。その後の静寂の間に、意識とエネルギーがどのように動くか感じてみましょう。体全体が静寂に浸る中で、すべての集まる魂に、意識もエネルギーも自然と横たわっているのが感じられるはずです。音の高さを変えれば、意識は体の上部へ移ります。音を高くしていくにつれて、意識もエネルギーセンターであるチャクラをどんどん上がっていくのが感じられるでしょう。サンスクリット語は美しく、その音が好きな人もいるでしょうし、自分の言語の中から選んだ音を心地よく感じる人も、数多くいることと思います。

　アーサナを行う際、息を吐き出すとともに音を唱えることで、呼吸の長さを長くすることができます。そうすれば、体の基部は熱を帯び、体の下位にあるムーラダーラ・チャクラがアグニ（火）となるのが促されます。このように音を使うことで、ハタ・ヨーガの練習の基本原則が実行できるのです。自分の経験に反発したり萎縮したりしたために体の基部にたまっていた障害物は、こうして取り除かれます。つまり、障害物に熱を加えて燃やすことで、エネルギーの流れる管のうち最も重要な管であるスシュムナー・ナーディーに向かって、二次的な管で、男性を表すピンガラ・ナーディーや女性を表すイダー・ナーディーから生命のエネルギーがスムーズに流れるようになるのです。こうして、

男性と女性の特質が生み出され、生命体全体としてのバランスが保たれます。これは、バンダ（締め付け）のアプローチとよく似ていて、力強く、統合的なヨーガの訓練法です。静かなアーサナでも、動きの激しいアーサナでも、音を発声することで体の基部から力が湧き出てきます。そして、様々な母音、子音、音の高さを使うことによって、振動の効果は体全体に行き渡るのです。

　音は、振動することによって効果が出るのであって、その音が何を意味しているかは効果の程に関係ありません。「オーム」、「マー」、「アー」、「フム」、「スリン」、「ヒリン」、「クリン」など、すべてシンプルな音ですが、多大なる効果があります。強い音を声に出すところから始めて、徐々に小さな音にしていき、聞き取れないほど小さい声になったら、次に心の中で唱えます。これは、全体から小さなものへ、外から内へと意識を移すのに素晴らしい効果を発揮します。内外のものがひとつとなることに気づき、平穏に満たされた気持ちに浸ることができるのです。

　アーサナやプラーナーヤーマの練習の後に、マントラを声に出して唱えたり、心の中で唱えたりしてみましょう。粗い表面を目の細かい紙やすりで磨き、つや出しするかのように、練習の効果を高めることができます。音は、体中にある微細な化学反応、オージャス（活気）やテージャス（明るさ）を刺激し、それによって心は澄み、透明になるのです。

　マントラが友人から友人へ、指導者から生徒へと伝えられ、正確に再生されると、指導者の状態そのものが、生徒によって再現されることになります。つまり、否が応でも生徒は指導者と同じ状態にいることになり、その自然な状態を認識することになるのです。ただ音を聞き、それを受け取るだけで、何かが感じられるのです。グループで行う場合であっても、音によって親密な感情が引き起こされます。それは人と人との間で、そしてグループ全体として感じられます。音の意味など二次的なものであって不必要であり、ときには邪魔になることさえあるほどです。音の意味を考えるよりも、まずは体全体で音の振動を感じ、その効果が得られるようにしましょう。マントラを使うにあたって大切なことは、音自体に集中することです。体と心は、マントラのまわりでおのずと体系化されて、マントラの音の効果が感じられるようになります。サンスクリット語は擬音語であるとされていて、音の表す対象物と音、そしてその意味はすべて同じです。これで、気が楽になったのではないでしょうか。意味を考える必要はないのです。「オーム」は「オーム」を意味し、「マー」は

「マー」を意味するのです。心のフィルターを通さなくても、直接つながれているのです。意味も音も、体とこの上なく素晴らしくつながっているのです。例えば、「ハ」は太陽を意味しますが、その音は体の基部から力が湧き上がるのとともに発声されます。「夕」は月を意味し、頭頂部で柔らかく発声されます。アーサナにおいても瞑想の練習においても、音は特別な力を持つのです。

コミュニケーションの手段としてだけでなく、このような方法で音を使うことで、とても興味深い結果が出ています。ヨーガをする際に音を発声し、心や声を体全体とひとつにすることで、自分の感情を他人に話すのがうまくなり、生命の中に生命としての自信を感じることができた、と多くの人が報告しているのです。

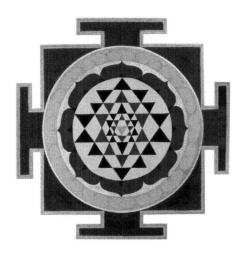

ヨーガと宗教

　ヨーガは、古代から現在に至るまで、文化や言語の壁を越えて伝えられてきました。そして今現在、世界中のあらゆるところで、ものすごい速さでヨーガが伝えられています。ヨーガは普遍的なものであり、特定の社会や文化に属すものではありません。ヒンドゥー教やヴェーダーンタ学派に代表される宗教文化は、宗教の神秘論の指し示すところを達成するためにヨーガを使ってきました。けれど、ヨーガはヒンドゥー教のものでもなければ、他のいかなる宗教的活動でもありません。ヨーガをする人にとって直接経験できないようなことは、ヨーガには何ひとつ含まれていないのです。

　しかしながら、ヨーガの指導の多くは宗教的な教えと混同され、宗教が主張するのと同様の追及の精神が、ヨーガの中でもしばしば伝えられています。古代には、ヨーガは地域の中で伝えられるものでした。本物の師が生徒に、非常に個人的な関係の中で教えを伝えるのがヨーガであり、今日のように商業的な機会を示すものではありませんでした。ヨーガを成功へと導くには、宗教的、商業的な組織による様々な制限から解放されなくてはなりません。そして、お互いを誠心誠意思いやる人間関係の中で同じときを過ごすという、ヨーガ本来の姿へ戻る必要があります。真実はここにあります。私たちは、ここにいるのです。それが、私たちのありのままの姿なのです。古代の真実は特別な力を持った人の手を通さなくては伝えられないというのは、誤った考えです。自分自身が持つこの真実に身を委ねてこそ、私たちは、今ここに継がれる古代の世界を感じることができるのです。

　ヨーガは、私たちを自分自身の生命と結び付けるものです。そこには生命への尊敬の念があります。宗教の目的が真に意味するものを理解し、個人を尊重して、人間の魂を見つけるための手段とさえなるかもしれません。それならば、ヨーガと宗教活動を別のものとして考えようと長く交わされた議論ももはや、無用のものです。到達すべきものもなければ、どこか別のところに真実があるわけでもないということさえしっかりと理解しているなら、古い慣習

や修行の方法も、利用することができるのです。思考のシステムも文化の権威も、仲介役となるかのような本や指導者も、こういう昔の考えはもはや意味を持ちません。そんなものは、何ひとつ必要ないのです。肉体と精神は紛れもない真実であり、すべては私たちの中に、私たち自身としてしっかり確立されています。宗教の世界全体がカルト的な行為であり、私たちの自然なままの姿、我々皆が持つこの美しきものを否定する思考システムや問題解決法を押し付けているのです。私たちが、古代に生きた人々の生命や洞察力、そして彼らのしてきたことに深く感謝していることに、変わりはありません。そういうものを、成果を期待することなく楽しめばよいのです。ボブ・ディランの素晴らしいアルバム、『ラヴ・アンド・セフト』にあるように、私たちは、古いものを愛し、それを称え、そこから何かを学び、そして何かを盗み取っているのです。古いものから、まったく新しい何かを作り出し、生命を自分自身の独特な方法で表現しているのです。古いものを土台にして息を吹き込み、自分自身の言葉で表現しているのです。私たちの姿は、昔語られていたその通りのものです。「オーム」は「オーム」であり、まさしく絶対的なものです。そして、私たちもまた絶対的なものなのです。

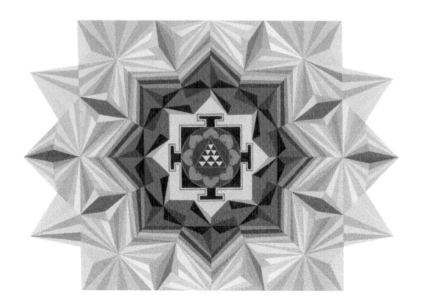

第3章
あなたのヨーガ

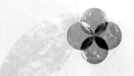

　自分にはどんなヨーガが必要なのかを考え、そのニーズに敏感になることは素晴らしいことです。日々の練習を、自分の健康とエネルギーの流れをうまくサポートするものにするには、おのずと練習に調整が必要です。練習を調整することで、少しずつ変化している自分の生命にも敏感になることができるのです。これこそが、自分の生命とエネルギーをいつくしむことであり、エネルギーに満ちた幸せです。だからこそ、ヨーガをするのです。ヨーガにおいて何より重要なのは、呼吸です。どのようなヨーガの練習が必要かは、呼吸を見ればよくわかります。あなたの生命には、常にいろいろな変化が起こっています。呼吸を観察することで、そういう変化に気づくことができるのです。何と素晴らしいことでしょう。呼吸は、とても迅速にフィードバックをしてくれています。体と呼吸の声を聞けば、自分が健康であると最大限に感じられるような練習に調整することができるのです。例えば、月の周期のリズムは、女性だけでなく男性にも影響します。女性は、月経前と月経中には、穏やかな練習をするようにしましょう。いつも快適な状態で呼吸できるようにすることが、原則です。アーサナの主な目的は呼吸であることを理解し、アーサナを特徴付けるものは呼吸であることがわかれば、呼吸の限度量の変化に伴ってアーサナをどのように調整すればよいかは、おのずとわかるはずです。呼吸量の最大限まで練習すれば、拡張効果があり、熱を発して活性化を促す練習になります。一方、吐き出す時間を長くして楽に呼吸をすれば、穏やかなクールダウンの練習ができます。ヨーガセラピーの原則は、穏やかなクールダウンと熱を帯びたエネルギッシュなもの、受け取ることと放出すること、両面をあらゆる状況で正確に判断しながら取り入れることにあります。練習の初めには、一般に放出することに力を入れます。うまく放出のできていない段階でシステムを活性化したところで、うまくいかないことは目に見えているからです。また、ひとりで練習すると、アンバランスさを助長させてしまう傾向があります。例えば、神経質で熱を帯びたピッタ・タイプの人は、自分の性質をより強めるような練習を欲してしまうものなのです。同様に、がっしりしたカパ・タイプの人は、活発に動くのを嫌がる傾向にあります。つまり、何か外からの影響を受ける

必要があるのです。そうはいうものの、スタートするのは自分の性質が表すところです。押し付けるのではなく、できる範囲内で、バランスが取れるように方向付けていくのです。これには、よく経験をつんだ指導者が必要です。毎日の練習は、自分の今いる地点からスタートして、自分の生命のあらゆる面を考慮しつつ、よりよい方向へ進んでいくように考えられなくてはならないのです。どこへ行きたいのかはわかっているにしても、一体どこに行き着くのかは決してわかりません。冒険のようなものなのです。

　肉体的な痛みがあるときや怪我をしている場合は、まず静かで穏やかな練習で痛みを抑えるようにします。しばらくすれば、患部を悪化させることがないような動きや屈曲動作を取り入れます。そして最後に、局部を強化するための練習をするのです。痛みというのは、生命体が治癒するプロセスです。痛みに煩わされ、単に痛みを取り除こうとするのではなく、痛みの中に身を委ね、そのプロセスを受け入れるのです。病気の治癒のためのアプローチというのは、必ずしも問題のあるところを治すことにあるのではなく、気持ちが楽になるよう差し向けることにあるのです。問題以外のところに目を向けるのも、効果のあるアプローチです。問題があるところ以外の部分を強化する練習は効果的であり、気持ちが楽になることで、生命に生まれつき備わった治癒のプロセスが奇跡を生み出します。生化学に変化を起こし、生命体のエネルギーを変化させて、おのずと治癒に至るのです。息を吐く時間を長くし、吐ききった状態を長く保つのも非常に大切です。この呼吸は、前屈やひねりの動作によって促進されます。これが、放出のプロセスです。放出によって強化されるのであり、放出することなくしては、真の力強さはありません。平穏がなければ、力はないのです。放出の練習をしていればそのうち、息を吸い、その後その状態で保つ、活性化のための練習ができるようになります。練習は、放出を中心にする場合も活性を中心にする場合もありますが、いずれにしても、常に両方の面を兼ね備え、エネルギッシュでありながら穏やかなものになるよう、敏感に対処しなくてはなりません。ヨーガの技術をどのように自分の練習で取り入れればよいのか、その理解が深まれば、練習を通して呼吸と体のシステムの微妙な変化も敏感に感じ取れるようになります。例えば、息を吐いた後その状態で長く保っていれば、体のシステムが熱くなり、息を吸う力が必要となって活性化が促されます。つまり、ヨーガの練習は芸術的に働く科学なのです。自分の変化を直感的に感じ取る力が、必要なのです。こ

第3章　あなたのヨーガ

ういう敏感な感覚を、自分の練習、ひいては自分の生命に対して持つことができるようになるのは、本当に素晴らしいことです。そのためには、呼吸量の範囲を知ることが大切です。

　ヨーガでは、穏やかな放出型の練習が活性型の練習より重要視されますが、実はそれほど単純なものでもありません。例えば、月経前の痛みのある女性には、前屈をしながら息を長く吐く練習が大変効果的であり、月経前に1ヶ月、肩立ちのポーズを変形して穏やかにしたポーズを練習すれば、ヨーガにおける熱を発する面が抑えられるでしょう。けれど、ここにはまた、問題もあります。近頃流行のヨーガの教室では、エネルギッシュで刺激的なものが喜ばれます。そういう興味を無視することはできません。生徒が望んでいるものと、生徒に本当に必要なものの両方が与えられるような練習を作ることは可能です。熱を出すタイプの練習と静かな練習とを、うまく組み合わせることはできるのです。熱を発し、活性化する練習が中心となった場合には、練習を終える前に必ずしっかりとクールダウンを取り入れて、バランスを取る必要があります。逆に、穏やかに静めるような練習が中心となった場合でも、何か活性化を促す練習を取り入れなくてはなりません。いろいろな面に注意を払い、すべてを取り入れるようにするのです。ヨーガの指導とは、このように創造的で、なおかつ難しいものなのです。

　つまり、ヨーガの練習を成功へと導くには、注意深く一人ひとりのニーズに答えられるようにしなくてはならないのです。体質を考慮し、健康状態や年齢、各自の限度や興味の対象までを把握した上で、その人に一番必要と思われる練習プログラムを考えるのです。ヨーガの練習が、その人にぴったりのものに作り上げられたのなら、その効果はすぐにも実感できるでしょう。自分の力強さを感じ、平穏に満ちた感覚を覚え、すっきりと澄み渡って、今までよりもっとエネルギーを感じることができるでしょう。ヨーガがいかに効果的か、言葉を尽くしても足りないほどですが、一言で言うと、「平穏を感じ、力を得る」ということです。治療のため、自信を得るため、よい関係を得るためなど、練習には何か目的があるのかもしれません。けれど、練習をしていくうちに、そういう目的も平穏を感じる中に消えていくに違いありません。その平穏の中では、何かを達成する必要性を感じることなどないのです。今こそ、平穏が感じられるはずです。平穏とは、今まで目的だと思っていたことが姿を消して、生命の本質が現れ出てくることなのです。

ヨーガは、したいと思う人誰にでも可能なものです。けれど、どんなヨーガでもよいというわけではありません。自分にぴったりのヨーガでなくてはならないのです。本当のヨーガは、する人に満足感を与えて、その人を健康へと導きます。そんなヨーガの動きや呼吸は、誰にでも可能なのです。練習は、長すぎても短すぎてもいけません。自分に合った長さになるよう、調節しましょう。体全体が呼吸を強化するのです。呼吸を高めることができるようなアーサナを選び、呼吸とともにいられるようにしましょう。まずアーサナを決めて、それに呼吸を合わせようとするのではありません。呼吸の中からアーサナは生まれるのです。自分の呼吸量の限度内でアーサナを行いましょう。そうすれば、エネルギーを使い果たしてしまうことはありません。心は体とひとつになり、心が澄んで鮮明になるのが感じられます。ストレスが吐き出され、エネルギーが満ちてきます。技術的に自分にぴったり合う練習をしていれば、体に生命エネルギーであるプラーナが流れるのはすぐ実感できるでしょう。そして、満ち足りた気持ちになるはずです。初めてのヨーガの練習が平穏とエネルギーに満ちた素晴らしい経験となるように指導することは、可能です。アーサナがプラーナーヤーマを行う土台となり、アーサナとプラーナーヤーマを行うことで、健康への基礎は出来上がります。あまりに激しいアーサナの練習は体内のエネルギーを乱し、そのため、プラーナーヤーマの練習がうまくいかなくなります。それでは、健康であるという感覚も得られません。同様に、過度のプラーナーヤーマもエネルギーの流れを妨げます。ヨーガの練習とは、アーサナができるようになることでも、複雑な呼吸をマスターすることでもありません。それよりむしろ、あらゆる状況にあるすべての人が、それぞれ健康な状態を経験できるのがヨーガなのです。

　それでも、ヨーガの練習は難しいものかもしれません。ときには、あまりに難しすぎることもあるほどでしょう。けれど、ヨーガは決して葛藤ではなく、ましてや痛みを伴うものではありません。ヨーガとはこの上なく楽しいものであり、あなたの体にとってとても自然なことなのです。まずは、規定の練習や哲学を押し付けることなく、本当にあなたのことを思ってくれる指導者を見つけなくてはなりません。自分自身もヨーガの練習を行い、ヨーガを本当に理解する指導者を探しましょう。決して脅迫観念を駆り立てることなく、あなたにふさわしい安全な練習を考えてくれる指導者を見つけるのです。

アーサナとプラーナーヤーマ、その原則

　生徒にぴったりと合った練習を作り上げるには、その生徒をよく観察し、生徒の状況を把握する必要があります。効果的な練習を用意するには、まず生徒が持つ性質の二面性をバランスよく整えることです。指導者は、左右、前後、特に腹部と腰ではどちらが強いか、生徒を観察します。そして、体の心臓より下の部分と上の部分の力関係に、特に気をつけます。弱いところがわかったら、両面を強化するようなアーサナやプラーナーヤーマを考え、体のバランスを整えるようにします。そのためには、弱い部分に働きかけて、両面がうまく絡まりながらお互いに作用し合うようにすることが大切です。一方がもう片方を強化し、それによって体全体が強化されるのです。人間の生体構造を注意深く使って呼吸をすることで、体全体のシステムが自然な状態へと戻されます。男性女性の性質、解き放ち受け入れる性質の両面が元通りのバランスへと戻り、ものごとを受け取る力が回復します。もちろん、練習は生徒の力の限度内で行われなければなりません。それぞれのポーズを行うときの呼吸数に気をつけ、呼吸の際に吸ったり吐いたりする割合を見て、適度な呼吸周期の範囲で収まっているかどうかを観察して、判断しましょう。このような点に気をつけて練習をしていれば、肉体的、精神的、感情的健康に与える効果は計り知れません。治癒効果があるとされているアーサナもありますが、練習の効果は、ヴィンヤサの流れ全体の結果として捉えられるべきものです。その中のひとつのアーサナだけが効果を発揮しているわけではないのです。

❋ アーサナの練習をする前に、普段の活動からアーサナに移る、移行のための時間を少し設けましょう。リラックスした状態で音楽を聞いたり、何かを唱えたり、あるいは静かにしています。そのときに、何か意味のある対象物をゆったりした気分で見つめるか、あるいは目を閉じて思い浮かべてもいいでしょう。こうすれば、練習への気持ちは高まり、バハーヴァナといわれる状態になります。まずシャヴァサーナ（死体のポーズ）のような、静

かなポーズから始めます。生命エネルギーであるプラーナが体全体を自然に流れていくのに従って、体を動かします。最初は、簡単でシンプルな動きから始めましょう。練習を通して、体はエネルギーの流れとともに簡単に動くはずです。何も強制する必要はありません。力を入れてもプラーナの流れを止めるだけで、決してプラーナの流れを促すことにはなりません。

- 体と呼吸の関係をうまく築き上げることができるようなアーサナから始めましょう。練習を通して、この原則が守られるよう気をつけましょう。

- アーサナの練習が葛藤となるようではいけません。心地よく安定していて、その上力強くきびきびとしていて、それと同時に穏やかで受動的な練習を心がけましょう。これが、痛みのないスティラ（安定）とスッカ（快適）の状態です。これは、ストレスを抱えることなく世界で成功するために必要とされるエネルギーと同質のものです。アーサナには、こういう能力を機能させる働きがあるのです。正しい方法でアーサナを行えば、落ち着きと柔軟性、そして力が得られます。

- アーサナの練習では、体全体の弾力性をうまく使うようにします。自然なままの弾力性以上のものが必要とされることは、決してしてはいけません。そんなことをすれば、体は耐え切れずに悲鳴を上げることになってしまいます。もっとわかりやすく言うと、アーサナとは、呼吸をするために体に必要な弾力性と力強さを高めるためのものなのです。基本的には、アーサナもプラーナーヤーマも同じプロセスです。違いは、アーサナが体の動きを使って呼吸のプロセスを高めるのに対し、プラーナーヤーマでは体は動かさず、体に注意を向けるよりも、呼吸のわずかな変化に意識を集中させるという点にあります。

- 練習がうまくいっているかどうかは、アーサナが上手にできるかどうかで判断するのではありません。アーサナをすることによって、快適な気持ちになれるかどうかが大事なのです。理論的には、練習をすれば、心地よくなるはずです。心地よく感じられれば、それは正しい練習なのです。つらいヨーガなど、どこにも存在しません。心地よく感じられなければ、それはヨーガではないのです。

❖ アーサナにおいて重要なのは、見た目のポーズではなく活性化を促す機能です。アーサナをする人がどのように感じているかが、何より大切なのです。外から見てアーサナがどのように見えるかは、二次的なことです。基本的にアーサナとは、体、呼吸と心をひとつにするプロセスです。アーサナのためだけにアーサナがあるのではなく、アーサナとはプラーナーヤーマを促すためのものです。プラーナーヤーマがうまくできれば、心は澄んで透明になり、体は活性化されます。そうすれば、ディヤーナ（瞑想）も自然に沸き起こります。このように、自然な状態で瞑想に入り込める時間を、練習の最後には常に少し設けるようにしましょう。ヨーガの技術はどれも、独立しているものではありません。すべてが論理的に、お互いを助け合うように順序立てられているのです。そして、その目的はただひとつ、生命体である体全体を助けることにあるのです。

❖ アーサナの練習では、しっかりとウジャーイ呼吸をするように気をつけましょう。そうすれば、プラーナーヤーマの準備が整えられます。ウジャーイとは胸式呼吸であり、鼻孔ではなく喉頭で息をコントロールします。アーサナやプラーナーヤーマを通して、体の構造全部で規則正しく呼吸をしていることが感じられます。

❖ 体の動きを意識的に呼吸の動きとひとつにすれば、体と呼吸が同じように動くのが感じられます。

❖ 体の動きは、呼吸で覆われるようになっています。体を動かすより少し早く呼吸を始め、動きが止まって少ししてから、呼吸を終えるのです。呼吸が、体の動きを先導するようにします。

❖ アーサナの練習は、呼吸が安定して快適かどうか、呼吸の質で判断します。呼吸は、私たちを導いてくれる指導者のようなものです。ヨーガでは呼吸は手段であると同時に、判断基準でもあるのです。

❖ 練習は全体から個へ、外から内への動きであり、それを観察することです。どんな性質のものがよいか、どういう方向性がよいかなどを、考える必要

はありません。どんなものもすべて、受け入れるのです。だからこそ、ヨーガの練習は、左右、上下、前後、男女、知る者と知られる者、内と外、意識とエネルギーなどすべてを、一方だけに偏ることなく、ひとつにするものと考えられているのです。ヨーガにはすべてが存在し、すべてが必要とされているのです。

- まず胸部上部に息を吸い込み、胸郭を広げて、それから腹部を膨らませます。吐き出すときには、腹部を脊柱につけるようにします。微妙な言い方をすれば、体全体がエネルギーや感覚として、呼吸のプロセスの一部となるのです。古代の書にあるように、「真のヨーギは足で呼吸する」のです。

- 呼吸が乱れたり、疲労感を感じたり、体が過度に震えたり汗が異常に出るときなどは、必要に応じて休みましょう。

- アーサナの練習は、準備、ポーズ、カウンターポーズという論理的な流れに沿って考えられた一連のヴィンヤサの中で行います。ひとつのポーズを行うと、次にはカウンターポーズを行います。カウンターポーズは普通、直前にとったポーズほどは難しくないもので、直前のポーズが好ましくない影響を与えても、カウンターポーズをすることによってバランスを保ちます。アーサナの練習は、立つポーズ、ひざまずくポーズ、横たわるポーズ、倒置のポーズ、後屈、ねじり、前屈、休息、プラーナーヤーマ、瞑想、そして自分自身に戻る時間とつながっていきます。練習全体が、途切れることのないプロセスとなっています。練習は、適度な準備からピークにもっていき、そこから静めていくようにして、間に適度な休憩の時間をはさむようにします。こういうことをよく踏まえた上で、注意深く練習を練らなくてはなりません。普通は、倒置のポーズに練習のピークがくるようにして、アーサナを考えます。シールシャーサナ（頭立ちのポーズ）の後には、首を保護するためのカウンターポーズとして、サルヴァーンガーサナ（肩立ちのポーズ）、ハラーサナ（鋤のポーズ）、あるいはドゥヴィパダ・ピータム（机のポーズ）を必ず行います。プラーナーヤーマや瞑想の練習においても、準備、ピーク、クールダウンを考える必要があります。

✤ 練習においては何が目的か、その練習をするためには何が必要か、その練習をしたいかどうかを考えるようにしましょう。

✤ 普通は、静かなポーズの前にはまず、動きのあるポーズをとります。静かなポーズも、体全体で呼吸のプロセスに必要な弾力性を養う大切な動きです。静かなポーズを行うときの呼吸の割合は、その直前の動きのあるポーズのときと同じ割合でカウントします。常に関節を柔らかく保ちましょう。ひとつのポーズから次のポーズへ移るときに、勢いと重みをつけて関節を回したりしてはいけません。呼吸のままに動き、呼吸が動きを誘導するようにしましょう。前屈から立ち上がるときには、常にひざを柔らかくして、足元に重心を保つようにします。この点に気をつけていれば、腰を痛めることはありません。きちんとした指導者がいなければ、シールシャーサナ（頭立ちのポーズ）やサルヴァーンガーサナ（肩立ちのポーズ）は絶対にしてはいけません。頭立ちのポーズや肩立ちのポーズに挑戦する前には、トリコナーサナ（三角のポーズ）を含めて、力強いタイプの立つポーズを数ヶ月は練習しましょう。首と肩は、常に柔らかく保ちましょう。

✤ 後屈などの活性化を促す拡張型ポーズの練習の際には、息を吸って、そのまま息を保ちます。前屈やねじりのポーズなどの穏やかで放出型のポーズの練習のときには、息を吐き、そのまま保ちます。両方のタイプのポーズがお互いに影響を与え合うので、常に両方を組み合わせて練習を行います。自分のニーズが変化するのに合わせて、練習もそれに応じてうまく組み合わせるようにしましょう。各自にぴったりと合ったバランスの取れた練習をするには、活性するタイプと放出するタイプの両方の練習をうまく組み合わせることです。技術的な要素は多岐にわたっていろいろなものがあり、どれがよいかは一人ひとり異なります。息を吐ききった後で長く保っていれば、拡張の効果が得られます。

✤ 以下は、徐々に呼吸量の限度を広げていくためのガイドラインです。アーサナの練習全体を高めていけば、呼吸の質はよくなり、呼吸量を増やすことができます。

1. 均等に心地よく吸い、吐くように心がける。
2. 息を吐く時間を長くする。
3. 息を吐いた後、そのまま保持する。
4. 息を吸う時間を長くする。
5. 息を吸った後、そのまま保持する。

3.と4.は、どちらを先にしてもよいでしょう。

❖ 一般に、練習の最初の段階では、吸うことより吐くことを強調するほうが安全だと考えられています。吸った後で意識的に息を保つことのほうが、吐くことよりも簡単なため、吸うことに力を入れると体に支障をきたしてしまう場合があるのです。一般には、息を吐いた状態で保持しているほうが体のためには安全であり、また実際、吐いた状態で保つ必要があると考えられています。息を吐くことを強調するのは、吐くことで体から不必要なものを放出できるからです。放出のできていない体を活性化したところで、ストレスを生み出すだけです。新しく何かを受け取るためには、古いものを放出しなくてはなりません。長く吐き、その後息を保つのは、体を癒し、心をクリアにするための大切な手段なのです。放出を促し、その後息を吸えば、効果的にエネルギーを受け取ることができます。

❖ 息を長くし、その状態で長く保っていることによって、次に続く呼吸の質や長さが変わらないように気をつけましょう。次に続く呼吸に影響があるようなら、休憩や調整が必要です。自分の体のシステムをよく観察し、自分の体に敏感になれば、練習を自然に自己修正できるようになります。そのためには、指導者からの指導も欠かせません。練習のかぎとなるのは、呼吸が体全体とうまくつながっているかどうかという点なのです。呼吸とともにいられるようになれば、それはすなわち、自分の生命とともにいることになります。

❖ 息を吸うべきところで代わりに吐くのはかまいませんが、その逆は決してしてはいけません。体の動きに合わせて息を吐くべきなのか吸うべきなのかがわからない場合には、吐きましょう。

🟐 うまく息を吸えていないことに関しては、それほど気にする必要はありませんが、息を吐くのがスムーズにいかない場合には、注意が必要です。何か、問題がある場合もあります。

以上はあくまでも原則であって、規則ではありません。

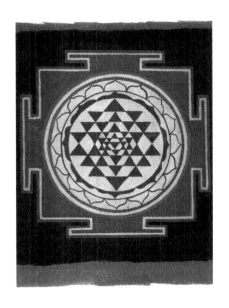

スティラ（安定）とスッカ（快適）

　スティラ・スッカム・アーサナム。安定していて快適なアーサナを（『ヨーガ・スートラ』第2章46節）。この短いけれど有名なスートラで、パタンジャリは効果的なアーサナの練習はどういうものかを私たちに示しています。スティラとは強くしっかりとしていて、機敏で熱心な様を意味し、スッカムは、快適でゆったりと安心した様子を意味しています。アーサナの練習は、強く快適でしっかりしていて、なおかつリラックスしたものでなくてはならないのです。緊張することなく、注意を払う必要があるのです。逆説的に聞こえるかもしれませんが、両方の性質が必要なのです。

　具体的には、練習の際には手を開いて、手のひらを柔らかくします。肩、手首、すべての関節をリラックスさせ、体の中心から動いて、全体に緊張することのないようにします。苦しみながら練習をするのではなく、柔らかな力を使って練習しましょう。これが、ものを受け入れる力となります。

　緊張していると、緊張したところにしか注意を向けられなくなります。神経を張り詰めて緊張したところには、ヨーガは存在しません。努力の末体を緊張させても、筋肉の組織が硬くなるだけで、力を得ることはできません。例えば、足を組んですわったときにひざに痛みを感じるだけであれば、それは正しいアーサナではありません。その場合は、そのアーサナを行う準備ができていないということです。まず、もっと簡単なポーズの練習をして、そのアーサナに備える必要があるのです。

　このように、アーサナを行うには、あるがままの自分を受け入れる必要があります。背中が硬いのであれば、まずそこから始めましょう。柔軟性はあるが呼吸が短い場合には、そこから始めましょう。たとえ快適に感じたとしても、心がさまよっているようなら、それはアーサナではありません。

　スティラとスッカの性質は、心にも当てはまります。心がしっかりと集中した状態にあり、同時にリラックスして快適でなくてはならないのです。ここでもまた、逆説的にも思えるような、リラックスと集中をうまく混在させることが必

要とされるのです。

　練習は、心地よく感じられなくてはなりません。自分がどこにいるのか、どういう状態なのかを受け入れ、努力するのをやめて呼吸の声を聞きましょう。練習は流れるように行われ、自然に感じられるようなものでなくてはなりません。素晴らしいアーサナをマスターしたいという気持ちを抱くことなく、練習するのです。天に到達したいと期待することなく、練習をしましょう。あなたは、すでに天にいるのです。何の報酬を期待することもなく練習することを、専門用語ではイーシュヴァラプラニダーナと呼んでいます。『ヨーガ・スートラ』の第2章1節で、パタンジャリのクリヤ・ヨーガのひとつとして述べられ、2章32節では、ニヤマ（勧戒、規律）のひとつとして挙げられています。ヨーガの状態を表すものとされているのです。

　スティラとスッカは、人生における成功へのかぎともなるものです。スティラとスッカは、私たちが関わることすべてに必要なものなのです。安定と快適さ。それがあれば、私たちからストレスというものはなくなります。そして、そこに成功があるのです。

　スッカムとは面白いサンスクリット語で、カムはスペースを、スは広がりを意味しています。つまり、スッカムは広く開け放たれた場所を意味しているのです。開け放たれた部屋に、光が差し込んでいることを意味しているのです。これこそが、練習の中で、そして人生の中で私たちが望むものです。この反対が、痛みや心理的怒りを意味するドゥフカムという言葉です。ドゥフカムは締め付けられたスペース、閉ざされた暗い部屋、まわりを壁で閉ざされた部屋を意味しています。

　さぁ、リラックスして呼吸の声を聞きましょう。そして、あなたに呼吸をさせているもののそばに寄り添いましょう。スティラとスッカを、ともにあなたの練習に呼び込みましょう。どこかに到達しようと試みてはいけません。ゴールと呼ばれるすべてのものは、社会性を重んじるあなたの心からきているのです。ゴールとは、社会があなたに植え付けた価値観なのです。そもそも、一体どこへ向かおうというのでしょうか。行くべきところなど、どこにもありません。あなたは、すでにそこにいるのです。あなたは生命であり真実であり、神なのです。そのままでよいのです。

　いよいよ練習を始めましょう。ウォームアップをして、呼吸から流れ出てくる動きに従って、スティラとスッカを併せ持ったヴィンヤサの練習を始めましょう。

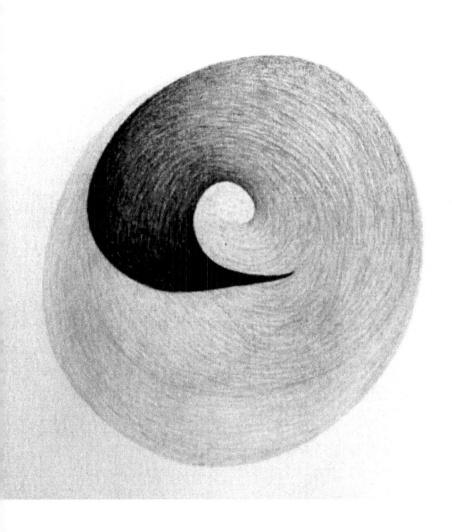

自分が経験した通りに、ヨーガを指導しましょう

　あなたが経験したとの同じようにして、ヨーガの指導をしましょう。あなた自身に合うやり方ではなく、生徒本人に合うやり方を見つけましょう。ヨーガのクラスでは、生徒が自分自身に重ね合わせることができるものを何か考えるのが効果的です。『ヨーガ・スートラ』ではヴィニという言葉を使っていますが、これは、ヨーガはそれぞれの状態に合わせて指導されるべきであるという意味です。ヴィニという言葉を、自分のヨーガのスタイルを表すものとして使う指導者もいます。これは、良い考えでしょう。ヨーガを正しく指導するには、それぞれの状況に合わせてヨーガを調整しなくてはならないからです。これは、皆が共通に、当然のこととして捉えなくてはならないことなのです。指導者が好むと好まざるとにかかわらず、人は自分のヨーガがしたいと思ってクラスに来ています。この状況をよく踏まえて、ヨーガを調整しなくてはなりません。人は、外出して外の活気を楽しみ、友人に出会って、練習を楽しむ人々と一緒にいること、つまりサンガの状態を堪能したいと思っているのです。流行のスタイルのヨーガをずっと見てきたため、彼らがヨーガに持つイメージは少し違うのです。つまり、まるでスポーツのような様相で、非常に激しく迫力ある、トレーニングのようなプログラムを望んでいるのです。これが、一般によく知られているヨーガの姿なのですから、仕方ありません。今では、ヨーガはジムやフィットネスセンターで教えられているものなのです。それも、よいでしょう。実際、そうなのです。そして、さらに言えば、クラスの中には様々な体質、年齢の人がいて、健康状態もそれぞれ違います。さて、どうすればよいのでしょうか。ここから逃げますか。あるいは、この状態と向き合って、その中で最大限できることをしますか。人々は、何かを求めてヨーガをしにきます。助けを求めて、あるいは、神を求めてやってくるのです。あなたには、一人ひとりに何か価値あるものを与えることもできれば、残りの人生ヨーガなしで生きていくよう仕向けることもできるのです。あなたが指導を行う文化の中で、

ヨーガを学びたい、毎日練習をしたいと望む人がいるなら、あなたが個人的に指導をすることはとても意味あることでしょう。特別留意しなくてはならない健康上の問題がある人がいれば、指導者が友人関係を築き、思いやりを持って個人的にヨーガの指導をすれば、素晴らしいでしょう。今こうして、あなたはヨーガへの理解を深めているのです。あなたにヨーガの技術があるのなら、是非、このような指導の道へ進んでいってほしいものです。

　普通に考えれば、ヨーガをクラスの中で教えるのは妥協との闘いです。そもそもヨーガは、一対一で教えるものだったのです。指導者は、クラスに参加している人の能力に合わせて、どういうタイプのクラスにすればよいのか、そのバランスを考えなくてはなりません。例えば、力強いタイプのクラスを教えているとしましょう。けれど、そういうヨーガに合わないタイプの生徒がクラスの中にいれば、彼らのニーズに合わせて何か対策を考えなくてはなりません。しかも、他の生徒にふさわしいだけの練習のレベルも保たなくてはならないのです。そのためのアプローチとしては、激しいクラスに不適切な生徒には、ポーズの典型を変形してやさしくしたものを用い、呼吸の際にたびたび休憩を入れるように指導します。激しいポーズは、そのまま残しておきます。それとは逆に、穏やかなクラスの中に激しい動きを必要とする生徒が混じっている場合には、別のアプローチをとります。激しい練習が必要な生徒には、呼吸をする際の吐く、吸うという割合を数えさせ、呼吸と呼吸の間の息を保つ時間を長くさせるのです。また、筋肉のある部分に意識を集中するようにさせ、ポーズを力強くして典型のポーズの形に近づくようにします。そして、他の生徒が動いているときにも、静止した状態で保っていられるようにします。これは、バンダ（締め付け）を意識するのにもよいでしょう。

　生徒が自分に都合のいいものを選べるように、練習の際にはいくつかのバリエーションを用意しておきましょう。そうしていても、中には、まわりの人や自分自身に打ち勝とうとがんばることが当たり前になってしまって、相変わらず自分の限界を超えようとする生徒もいることと思います。例えば、肩立ちのポーズをすれば体を痛めるかもしれないというのに、肩立ちのポーズをすると言い張る生徒がいたとすれば、横たわって足をいすの上に上げるポーズのようなポーズの変形を生徒に勧める必要があります。実際には、「あなたはこちらのポーズを行いましょう」と言うなどして、もともとの形ではなく、変形したポーズを行うように仕向けなくてはならないかもしれません。生徒の健康は、

あなたの手にあるのです。もし、このような態度を取ることによって関係が悪くなるとか、クラスの流れを止めてしまうと感じるなら、その日は肩立ちのポーズをクラスに取り入れるのはあきらめたほうがよいでしょう。クラスで行う練習のプログラムは数限りなくあります。常にその場の状況を敏感に察知して、その場の状況に応じて変更するようにしましょう。

　つまり、指導者と生徒の間では、非常に直感的にお互いの様子を感じ取っているのです。ヨーガを勉強し、技術的な情報を得た上でレッスンを練るのは確かに効果的ではありますが、指導者が自分自身の練習の経験を生かして指導するのでなければ、それも何の意味も持ちません。自分の経験に基づいているからこそ、クラスにやってきた人々の様々なニーズに実際応えることができるのです。状況は、生き物のように変わっていきます。指導者は、そこにいるすべての人と本当の意味でコミュニケーションをとり、自分自身のヨーガの経験に基づいて、生徒の必要とすることに思いを及ばせなくてはなりません。ヨーガの指導には、指導者自身が日々練習していることが肝心なのです。

　指導プログラムは、あらかじめ体系立てて考えられた既存のものを使うのではなく、実際の状況を見ながら随時考えます。状況は、刻一刻と変わっていくものです。指導するには、人から人へと直接、本質的なヨーガを伝える関係を作り上げなくてはなりません。生徒が自分の体と呼吸に敏感になることもなく、指導者からはヨーガの本質を伝えられるどころか、ときに虐待的とまで思われるような指導を受けるのなら、怪我が待っているだけです。古代から現在に至るまで、「ハタ」という言葉は「激しさ」を意味すると解釈されてきました。これが、生命と自然とは正反対のものであるという考えを社会的に広める一端となってきました。ヨーガが、自然と離れず自然とともにあろうとすることではなく、自然のプロセスを打ち破り、覆して、自然に打ち勝とうとすることだったのです。痛みの垣根を打ち破り、勝利を得るために、生徒に不適切なアーサナが強要されているのです。これでは、急に怪我に見舞われることもあれば、徐々に体を痛める場合もあるでしょう。本当は、そんなことは不必要なのです。ヨーガとは、苦悩を少なくするものです。「痛みがなければ、得るものはない」というのは、誤った考えです。痛みは自然の持つ大切な機能であり、痛みがあるからこそ、我々は状況をよく見極めて、それを和らげようとするのです。自分自身を破壊へと導くのを引き止めてくれるのが、痛みなのです。

　生徒にとってやり応えのある練習を与えつつ、決してそれが行きすぎにな

らないようにするのは、大変難しいことです。いろいろなタイプの人がいる多人数のクラスでは、この点がジレンマとなるのです。自分のできる範囲を過大評価する生徒もいれば、過小評価する生徒もいます。確固たる決意でクラスにやってきた生徒は、激しい練習に対してもすでに準備万端でしょうが、本当に簡単な練習にさえ、自信がなさそうな生徒もいるはずです。がんばってください。参加している人にふさわしいやり方で、体と呼吸を結び付けるプロセスを考えましょう。必要であれば、やさしいクラス、あるいは難しいクラスを生徒に勧めましょう。健康上の問題があると思われる生徒には、個人的に教えましょう。あなたの能力から考えて可能なら、もっと詳しく練習をしたい生徒には、個人レッスンを行いましょう。

　生徒には、何をするのか、どれくらいまでできるようになればよいのかを説明しましょう。そうすれば、生徒は、クラスの中で気持ちよくリラックスできます。生徒が練習を経験する中で、常に心地よく感じられるようにしましょう。毎回、レッスンの始めに、そのレッスンについて説明をしましょう。例えば、次のように声かけをしてみてください。

「練習中に、皆さんのポーズに少し修正を加えることもありますが、それは皆さんが最も効果的な形のポーズを行えるようにするためです。ポーズを変形したものを使うように勧めることもあります」

「マットと、それからバスタオルかひざ掛けなどを何か持ってきてください。ポーズによっては、腰やひざなど骨ばった箇所にバスタオルなどを敷いて練習を行います」

「無理だと思えば、そこでやめてください。心地よく感じられる範囲で練習しましょう。ポーズを行いにくいものや、ポーズを行うとどこかに痛みが起こるものがあれば、知らせてください。そのポーズの間は、休んでいてもらってもいいです」

「息が荒くなってきたり、くらくらしたり、体がふらふらしたりした場合には、息を短くして、普段のように呼吸し、休憩してください。決して無理をしないようにしましょう」

「ヨーガは、肉体的にも精神的にも、自分自身を解放するものです。大変だと思ったら、休憩をとりましょう。ヨーガは、痛みを伴うものではありません。どこかに痛みがあれば、知らせてください。あなたの体に合うように、ポーズを修正します」

ヨーガのクラスの指導には、どのような言葉を使い、どのように話をすればよいのか、以下の点に気をつけましょう。

　指示は明確に、そして正確に。実際にやって見せなくても、言葉だけで指示できる場合もあります。

　状況に応じた声の大きさで話しましょう。例えば、激しいポーズの指導は大きく力強い声で行い、リラックスするポーズのときには、やさしい声で指示しましょう。

　効果的な言葉、雰囲気を盛り上げるような言葉を選びましょう。身体構造を詳しく指し示すためには、筋肉や骨格の名称を使い、イメージを膨らませるためには、詩的な言葉を用いましょう。

　実際のクラスの状況をよく観察して、指示を出しましょう。クラス全体、そして個人個人が適切な方向へと向かえるように、指示しましょう。クラス全体が上達し、それぞれの生徒についてのあなたの理解が深まるのに応じて、適宜指示を変更しましょう。書いたものを使うのではなく、その場で直接指示を出しましょう。

　初めてヨーガに触れる生徒は、非常に深いところで心を澄ませ、透明な状態にあります。明確で、わかりやすい指示を与えましょう。呼吸の方法を紹介し、生徒に呼吸を実感させましょう。生徒が何かを感じられるまで、十分に練習をさせます。ただし、疲労を覚えるまで練習をさせないように、気をつけてください。レッスンを通して、体と呼吸の関係については何度も言及しますが、指示があまり複雑にならないように気をつけます。そうすれば、生徒は心からリラックスすることができ、練習に前向きに取り組むようになります。身

体各部について、その他あれこれとあまりに口に出して説明すると、却って生徒の心は乱され、アーサナの質や目的から意識を削ぐことになってしまいます。程よく声をかけ、ほめるようにしましょう。ヨーガとは、批判することなく自分を受け入れた上で、自己を観察するプロセスです。何より大切なのは、心地よく感じることなのです。ヨーガを初めて試みる生徒が、このプロセスを身に付けることができるよう、手を貸しましょう。生徒が苦を味わうことなく、できるだけリラックスして解放感を味わえるように気を配ってください。

クラスの生徒一人ひとりが、プライベートレッスンを受けているかのような、真のヨーガが経験できるように心がけましょう。ヨーガのあらゆる面が流れるように続く練習となるように、よく考えて計画を練り、時間配分をします。レッスンの行われている場所が、すべての生徒にとって実感できる、ヨーガのイベントの場となるようにしてください。

ヨーガの基本は呼吸にあります。ですから、まず呼吸を重視しましょう。まずは、生徒に呼吸を紹介します。しかし、なかなか呼吸を実感できない生徒も中にはいます。あまりに呼吸を強要すると、却って逆効果になってしまいます。生徒にとって、どのような方法とどのような説明がわかりやすいのか、あなたがいいと思える方法を見つけてください。まず、呼吸の練習についての基本的な考え方を説明し、レッスンが進むにつれて、呼吸がうまくできるように指導していきます。呼吸を正確に教えるためにはどんなアーサナやヴィンヤサが適当であるかを考え、よく注意して選びましょう。生徒自身にとってよい呼吸ができるように、指導しましょう。すぐにできるようになる生徒もいれば、時間のかかる生徒もいることと思いますが、いずれにしても、皆が習得できるはずです。

ウジャーイ(咽頭呼吸)を行うには、まずは息を吐くときに試みるほうがやりやすいはずです。そして、徐々に息を吸うときにもウジャーイを用いるようにします。息を吐くときの音を聞けば、息を吸うときにもウジャーイができるようになっているかどうかが、判断できます。

ポーズを実演するときには、生徒の中に見本として、あるべきポーズの形が作り上げられ、生徒がそのポーズをマスターするためもがき苦しむことにならないように、細心の注意を払わなくてはなりません。ポーズの注意点やポーズの変形の仕方、気をつけるところのみ実演するなどして、ポーズをして見せるのは必要最小限にとどめておくほうがよいでしょう。必要最小限の実演にわ

かりやすい説明を加えれば、生徒は外側から見本のポーズを真似するのではなく、内側からポーズの働きを感じながら、自分に合ったヨーガを行うことができるはずです。うまく説明さえすれば、実演しなくとも十分なのです。クラスの全員が、生き生きと自分に合ったヨーガを行うことができているかどうか、よく観察してください。まずは、その点に気をつけましょう。

　量ではなく、質が問題です。ヨーガは、商業的な活動でありません。ヨーガの質が上がるにつれて、生徒の数が減っていくこともあるかもしれません。たいていの人は、ただ単に刺激が欲しいか、あるいは何かを強制されることで気を紛らわせたいと思っているのです。そして実は、本当のヨーガとは、刺激をなくして、生命以外には何も起こっていない体と心の無条件の状態を作り上げることにあるのです。そこに、生徒は自分自身の本質を見出し、平穏と力を見出すのです。普段の生活の気晴らしに、刺激を期待してきた生徒にとっては、これは最初、少し驚きかもしれません。ただそこにあるという状態になるためには、あらかじめ何らかの心理状態が必要です。これは、ユーモアに欠けるとは言わなくとも、真剣な行為です。生活のすべてを見直し、考え合わせて、否定的な姿勢を肯定的なものへと変えなくてはなりません。すべての人にこの準備ができているわけではなく、またすべての人が喜んでそうしたいと思っているわけでもないのです。けれど、指導者は生徒が今現在どういう状態にあるのかを確認し、生徒が最初に持っていた期待に添うようにしなくてはなりません。例えば、激しく、興奮気味のピッタ体質の人は、最初は激しい練習ばかりをしたがるものです。重々しいタイプのカパ体質の人は、すぐさま激しいことをするのをいやがります。自分が今いるところから始め、そのアンバランスな状況の中でも何かが感じられるようにして、徐々にバランスを戻せるように導き、そして平穏が手に入れられるように指導するのです。少しずつ、驚きを発見できればそれでよいのです。

　生徒を得るために、ヨーガの質を落としてはいけません。来たい人に来てもらい、去りたいものは去ればよいのです。ヨーガはすべての人に必要なものだ、などと感情に訴え、誇大宣伝するなどもってのほかです。数限られた心ある友人に指導するほうが、何倍も満足いくもののはずです。本当に親密な関係の中で指導するのは、素晴らしい喜びです。お金儲けより、ずっと楽しいはずです。個性のない標準化された商品を作り上げて売り出し、多くの人を喜ばせようとするよりも、少人数であろうが素晴らしい人々と親密な関係を

築き上げるほうが、ずっとよいではないですか。西洋において、ヨーガはまだ歩き始めたところであり、つい最近まで支配的であったヨーガに関する誤った情報から、歩みを進めているところなのです。ヨーガとは、本当は何を提供してくれるものなのか、それがわかれば、世界は大きく反応するでしょう。心からの思いやりを持って、本来の方法で指導をすれば、一人ひとりが自分自身の平穏を見つけるのを助けることができるのです。この悩み多き世界であなたにできる、最良のことではないでしょうか。

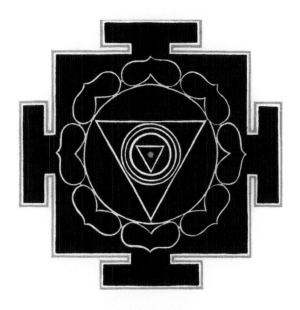

基本のアーサナ

　個人のニーズをうまく満たすには、基本のアーサナを変形させたものを用いると効果的です。アーサナの質、心的効果、エネルギー量などを損なうことなく、ポーズを変形させることは可能です。また、呼吸に同調させながら一連の流れの中でアーサナを行っていくヴィンヤサと呼ばれる動きも、個人個人のニーズを満たすのには有効です。まず基本アーサナを、それからその修正ポーズを紹介していきます。

　一人ひとりに合ったヨーガの練習パターンを作るには、ヴィンヤサ全体としてどのような効果を上げることができるかをよく考えなくてはなりません。それぞれのアーサナの効果や、そのアーサナを使う目的も、練習全体の流れとその人の生活状況を考慮した上で考えましょう。

Samasthiti

サマスティ（直立のポーズ）

❶ 足をそろえて両足の親指をつけ、足の指を広げた状態で立ちます。

❷ 脚はまっすぐにし、膝の関節を軽くゆるめます。

❸ 骨盤を前へ押し出し、肩を下ろして、あごを引きます。

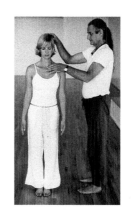

Tadasana

タダーサナ（山のポーズ）

1. まっすぐ前をみつめます。
2. 両手を天上に向かって伸ばします。
3. 足の指先まで力を入れ、両足に均等に体重をかけます。
4. 腕はまっすぐに伸ばし、おしりに力を入れて堅くします。

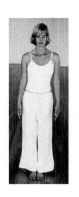
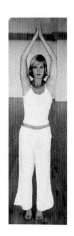

Uttanasana

ウッターナーサナ（立ち前屈のポーズ）

1. 脚はまっすぐにし、手が足のわきにくるようにして、床につけます。
2. あごを胸につけ、おでこを脚に引き寄せます。

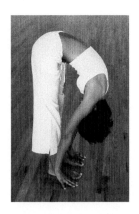

Virabhadrasana

ヴィーラバッドゥラーサナ（英雄のポーズ）

① あごをひいたまま片脚を前に出し、もう片脚は後ろに引いて、足の角度が正面から見て直角になるようにします。

② 後ろ足のかかとと前足の内側のラインが、一直線上にくるようにします。

③ 背中は少しそりますが床と垂直な状態を保ち、腰を前に出し、腕をまっすぐ上に上げて、手を合わせます。

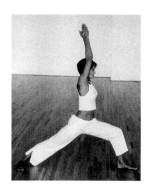

Parsvottanasana

パールシュヴォッタナーサナ（体の側面を伸ばすポーズ）

① おでこを脚につけ、あごをひきます。

② 足は、英雄のポーズと同じ形にします。

③ 両手を足のそばにつき、両脚を伸ばします。

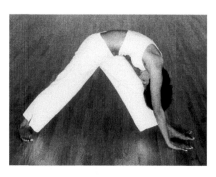

Trikonasana

トリコーナサナ（三角のポーズ）

① 両足をできるだけ大きく開いて立ちます。
② 片手の手のひらを、体重をかけないように気をつけて前に出した足のそばにつきます。
③ 脚はまっすぐ伸ばし、背中から頭までが一直線になるようにします。
④ 上に上げたほうの手を見上げます。

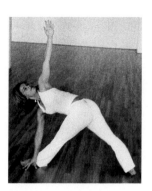

Adhomukha Svanasana

アドムカ・シュヴァーナーサナ（下を向いた犬のポーズ）

① 脚はまっすぐ伸ばし、かかとは床につけます。
② あごを引き、背中はまっすぐになるようにして、頭を床のほうに下げます。

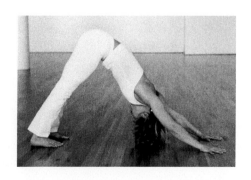

Dvipada pitham

ドゥヴィパダ・ピータム（机のポーズ）

❶ あごを胸につけます。

❷ 足はそろえて、ぴったりと床につけ、ひざもそろえます。

❸ 手で足首を握ります。

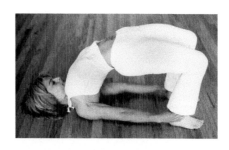

Urdhva Prasarita Padasana

ウルドヴァ・プラサーリタ・パダーサナ（脚を上げるポーズ）

❶ 両足の親指をつけ、足首は離します。

❷ あごを引き、脚を直角に上げます。

❸ 足先を頭のほうへ向けます。

❹ 腕は体のそばに、まっすぐ伸ばします。

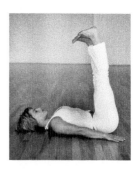

Bhujangasana

ブジャンガーサナ（コブラのポーズ）

❶ 頭から背骨まで、まっすぐになるようにします。

❷ ウエストの横あたりに手のひらを広げて手をつき、体のそばでひじを曲げます。

❸ 手に体重がかからないように気をつけ、脚の力を抜きます。

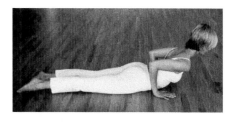

Apanasana

アパーナーサナ（ガス抜きのポーズ）

❶ あごを引き、両手でひざをかかえます。

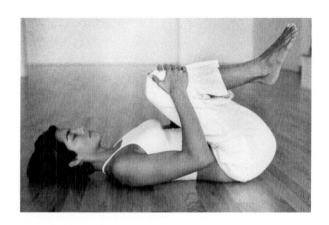

Savasana

シャヴァサーナ（やすらぎのポーズ）

❶ 両足を軽く開きます。

❷ 腕は体から少し離し、手のひらを上に向けます。

❸ 脚と腕に意識を集中し、口角を少し上げます。

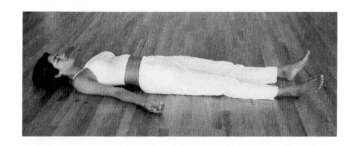

変形ポーズと ヴィンヤサ

以下は単なる例であり、必ず従わなくてはならない決まった形ではありません。サマスティ、タダアーサナなどを用いて、ヴィンヤサを作っています。いろいろなバリエーションが考えられるはずですが、大切なのは、呼吸と体を結び付けることです。

Samasthiti

サマスティ（直立のポーズ）

❶ 足を少し開いて、指先は外側を向けます。
❷ 腕の力を抜きましょう。

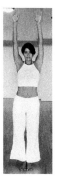

吸う←→吐く

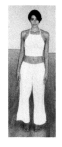

Tadasana

タダーサナ(山のポーズ)

❶ 足は均等に床につけたままにするか、あるいは親指の付け根で立ちます。

❷ ひじから肩にかけて力を抜きます。

❸ 両手を合わせても合わせなくても、どちらでもかまいません。

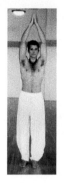
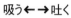
吸う←→吐く
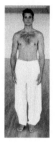

息を吸いながらつま先で立つ場合は、かかとをつけるときに同時に手を太ももに置き、息を吐きます。姿勢を保つ場合には息を吸いながら背骨を伸ばし、胸を広げて、両手を天井に向けて伸ばし、次に、腹部を背中につけるようにして、息を吐きます。

Uttanasana

ウッターナーサナ(立ち前屈のポーズ)

❶ ひざの力を抜いて、楽にします。

❷ 手の指先を足先につけます。

❸ 頭は脚から離したまま楽にします。

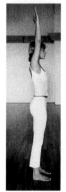
吸う←→吐く
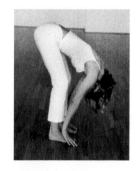

注意する点:
動きの間中、あごは引いておきます。
息を吐ききったときに、頭に力が入っていないように気をつけます。
息を吸うときには、まず腕を上げ、それから背中を伸ばして、脚に力を入れ、背中まで力を入れます。

Vinyasa to emphasize body/breath relationship

体と呼吸の関係を強調するためのヴィンヤサ

❶ 息を吸い、背中を伸ばします。脚を伸ばして、指先を床につけます。

❷ ゆっくりと頭をもたげて、背骨を伸ばします。

❸ おなかを見ながら、息を吐きます。ひざの力をゆるめ、胸を太ももにつけるようにします。

❹ 息を吸うときには頭は最後に動かし、息を吐く際には、頭からまず動かします。

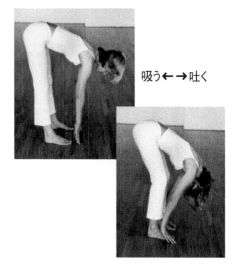

吸う ← → 吐く

Virabhadrasana

ヴィーラバッドゥラーサナ（英雄のポーズ）

❶ 腕の力を抜いて、手を体から離します。腕も体から離してもよいです。

❷ あごを少し上げ、腰をしっかり前に出すことができるように、脚を開きます。

❸ 前に出した脚のひざが足首の上にくるようにし、90度以上に曲がらないように気をつけます。

❹ 後ろの足は、しっかりと床につけます。

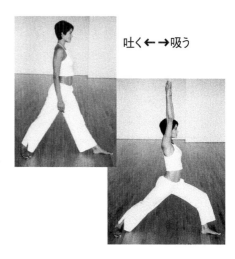

吐く ← → 吸う

Parsva Uttanasana

パールシュヴォッタナーサナ（体の側面を伸ばすポーズ）

① 前に出した脚のひざを、楽にして曲げます。

② 手の指を軽く床につけます。

③ おでこは脚につけず、あごを少し胸のほうに引きます。

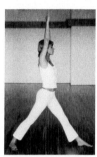
吸う ← → 吐く
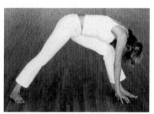

Making a Vinyasa between Virabhadrasana and Parsva Uttanasana

ヴィーラバッドゥラーサナとパールシュヴォッタナーサナを用いたヴィンヤサ

① 腰に負担がかからないよう、あごを少し引きます。

② 腕を上げ、それから足のそばにおろします。それに合わせて、背中をゆっくりと動かします。

③ 腕を上げて、肩の力をゆるめます。

吐く ←→| 吸う ←→| 吐く ←→| 吸う

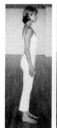 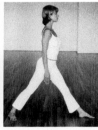 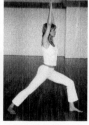 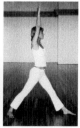

Trikonasana

トリコーナーサナ(三角のポーズ)

❶ 足を少し外側に向け、ひざを曲げます。

❷ 頭の位置が、胴体と一直線上にあるように気をつけ、そのままの状態で、上に上げた手を見つめます。

❸ 息を吐きながら腹部を背中につけるようにし、同時に胴体の中心から体をねじるようにします。

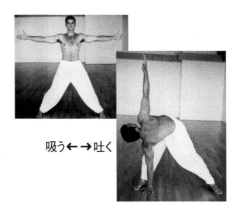

吸う←→吐く

息を吐きながら、なめらかな弧を描くようにして手を床に下ろし、同様にして、息を吸いながら手を元の位置に戻します。もう少し簡単にしたければ、手で足首をつかみ、もう片方の手は、手のひらを上に向けて腰に置きます。頭、首、肩の力を完全に抜きます。

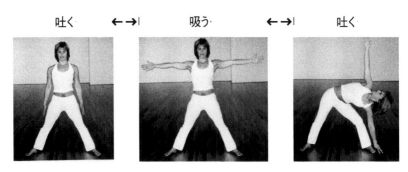

吐く ←→| 吸う ←→| 吐く

このポーズでは、呼吸の質、ひいては練習の効果を高めるのが難しいこともあります。まず呼吸を中心に考え、それに動きを加えるようにしましょう。呼吸が全体の動きにうまく合わないようであれば、途中で腕を横に伸ばし、呼吸を整えるようにしましょう。その姿勢のままで、しばらく呼吸を整えるような場合は、息を吸いながら体の上部を開き、体をねじらず背骨を伸ばしましょう。息を吐きながら腹部を背中につけるようにして、腰を曲げます。肩立ちのポーズをするのは、トリコーナーサナが、両側とも少なくとも4回ずつは無理ない呼吸でできてからにしましょう。

Adhomukha Svanasana

アドムカ・シュヴァーナーサナ(下を向いた犬のポーズ)

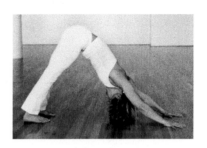

❶ 足を腰の幅に開いて、かかとを床から上げます。

❷ ひざと腕をゆるめます。

❸ あごはわずかに引き、背中を無理ない範囲で、できるだけ伸ばします。

❹ 手の指を、広げます。

❺ 息を吐きながら腹部を背中につけるようにし、息を吐ききったら、少しそのままの姿勢で保ちます。

Adhomuka Svasana Vinyasa

アドムカ・シュヴァーナーサナのヴィンヤサ(下を向いた犬のポーズ)

❶ ひじとおでこを床につけ、体をしっかりとかがめて、リラックスします。

❷ 息を吸いながら、猫のポーズを行います。あごは、引いたままにします。背中をそらせて、最後に頭を上げます。腰がひざの上に、肩が手の上にくるようにします。

❸ 腹部をのぞきこみ、足の裏を丸めて、おしりを上げ、下を向いた犬のポーズを行います。猫のポーズから体をかがめたリラックスのポーズに戻りながら息を吐きます。おへそを見て、背中を伸ばします。頭を床につけ、それからおしりをかかとにつけるようにします。

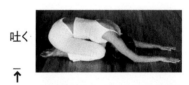

吐く

↑↓

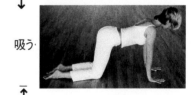

吸う

↑↓

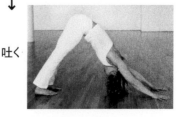

吐く

Dvipada pitham

ドゥヴィパダ・ピータム（机のポーズ）

❶ 足を腰の幅に開き、できるだけ体のほうへ引き寄せます。

❷ 腕は少し体から離し、手のひらを下に向けます。

❸ あごは、少し引きます。頭の下にタオルなどを敷くと、痛みがなくてよいでしょう。

❹ 体を持ち上げたり下ろしたりしながら、呼吸をします。姿勢を保つときには、胸部上部を意識して息を吸い、背中をそらせます。息を吐きながら、腹部を背中につけるようにします。

吐く　　　　←→｜　　　　吸う

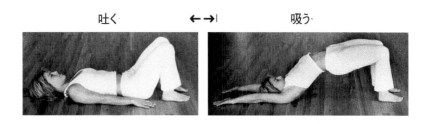

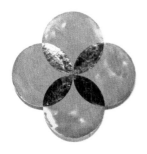

Urdhva Prasarita Padasana

ウルドヴァ・プラサーリタ・パダーサナ（脚を上げるポーズ）

❶ ひざを楽にします。

❷ 腕は体から少し離して、ゆったりと頭の上まで動かし床に下ろします。首をまっすぐにし、あごを引きます。クッションなどを下に敷いてもよいでしょう。脚をまっすぐ上げるよりもひざを曲げたほうが、腰に負担がかかりません。

吸う・　　　　　　　　　　吐く・

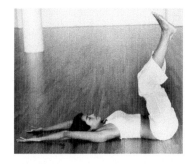　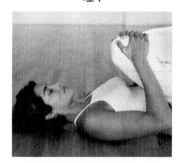

吐く←・　　　→|吸う←・　　　→|吐く

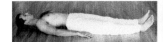　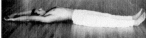　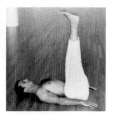

吐く←・　　　→|吸う←・　　　→|吐く

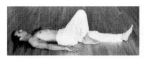　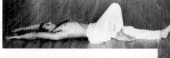

Vinyasa:Raising the Legs on Exhale
ヴィンヤサ（息を吐きながら脚を上げる）

息を吸うときに足を数センチ床から持ち上げれば、よりきついポーズになります。ただし、普通はこのポーズは難しすぎるはずです。上にあるのは、楽なタイプのヴィンヤサです。エネルギー量に変わりはありません。両脚とも行いましょう。

Making a Vinyasa from Urdhva Prasarita Padasana to Dvipada Pitham

ウルドヴァ・プラサーリタ・パダーサナとドゥヴィパダ・ピータムを用いたヴィンヤサ

❶ 動きを通して、ずっと呼吸を意識します。動き始める前に呼吸を始め、動きが終わった後に呼吸を終えます。

❷ 呼吸がなめらかにできるようなスピードで、動きましょう。

❸ 目を閉じて、呼吸がポーズの内から出てくるような気持ちで行いましょう。

吸う← →|吐く← →|吸う

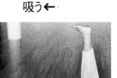

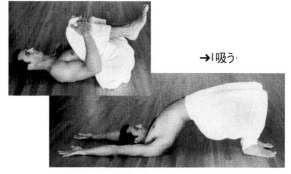

Bhujangasana

ブジャンガーサナ（コブラのポーズ）

❶ 脚を開きます。

❷ 手を肩のそばにつき、手に体重がかからないように気をつけます。

❸ 息を吸いきったときに、頭を持ち上げ背骨を伸ばします。このとき、首を後ろにそらせすぎないよう気をつけましょう。

吐く← →吸う

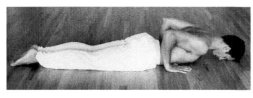
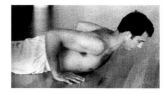

変形させたポーズとして、腕を体のそばに伸ばし、手のひらを上に向けて、上半身だけを持ち上げながら息を吸うこともできます。首はそのままの位置で、顔は床のほうを向けます。息を吐き、おでこを床につけます。息を吐き終わったら、肩を完全にリラックスさせます。動きの間中、脚は力を抜いて床につけたままにします。

吐く← →吸う

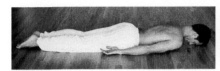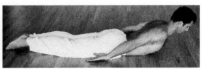

Bhujangasana Vinyasa

ブジャンガーサナのヴィンヤサ

ひざをついて上半身を持ち上げるときには、まず腕を上に上げるように気をつけます。ただ、体が十分にしっかりしていない場合には、そうならなくてもかまいません。コブラのポーズで息を吸い込む前に、腕を前に伸ばしてストレッチするほうがいい場合もあるでしょう。手を動かさずに、そのままポーズを行うことができる人もいると思います。

吸う← →吐く←

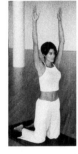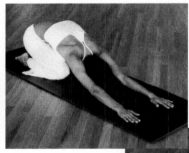

→吸う

Apanasana

アパーナーサナ（ガス抜きのポーズ）

❶ 脚を適度に開きます。手でひざをかかえます。頭は自然に床につけ、あごはわずかに引きます。

❷ 腕や手に力を入れることなく、ひざを胸から離しながら息を吸い、胸に引き寄せながら息を吐きます。

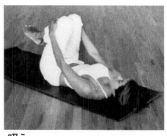

息を吐くときには腹部を背中につけるようにして、より深くひざを引き寄せます。長く息を吐き、その後そのままの姿勢で保ちます。このポーズは大変力強く、効果のあるものです。たいていの人に無理なくできるポーズであり、多くのアーサナのあとにカウンターポーズとして取り入れることができます。特に、後屈の後には最適のカウンターポーズです。

吸う ←→ 吐く

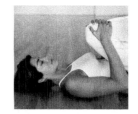

Savasana

シャヴァサーナ（やすらぎのポーズ）

❶ 頭の下には何かを敷き、脚をいすの上に乗せてひざを休めます。脚と腰を、ゆっくりと休めましょう。

❷ 手を下腹部に置いてもよいでしょう。

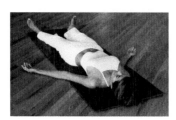
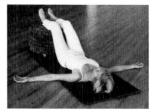

プラーナーヤーマ
意識的呼吸、プラティヤーハーラ(感覚遮断)、ダーラナー(集中)とバハーヴァナ(瞑想)

　ヨーガは、直線的にどんどん進歩していくものではありません。アーサナとプラーナーヤーマを除けば、すべての要素は、予想通りの順番に従うのではなく、自然と湧き上がってくるものです。肉体的な練習が、いつその実を熟すのかはわからず、ときには実際の練習が終わって随分たってからそのときがくることもあれば、練習の最中にそれを感じることもあります。ヨーガでは、すべての要素を統合して考えましょう。それぞれの練習は他の要素の働きを促すものであり、練習の成果はそれらが積み重なったものです。この先何十年もたって、人生が熟し、平穏に日々を過ごす中で、体のシステムが自然なヨーガに慣れ、それまでの効果を感じることもあるのです。

　簡単に言えば、プラーナーヤーマとはすべての意識を呼吸に集中させて、意識的に呼吸をすることです。アーサナの練習を終えて休息を取ると、プラーナーヤーマに備えて体のシステムには準備が整います。プラーナーヤーマは、背中をまっすぐ伸ばしてすわって行うのが一番よいのですが、横たわって行ってもよいでしょう。練習をすることで、感覚が沸き起こる源に自分の感覚を引き止めたままにしたり、あるいは感覚をその場所まで引き戻したりすることができます。これを、プラティヤーハーラと呼びます。これによって、もの、場所、人、気持ち、感情など、何かひとつ自分の選んだものについて熟考できるようになります。自分の文化の中から何かを選び、プラーナーヤーマの最中や、プラーナーヤーマが終わった後に、そこに意識を集中し自分の身近なものに結び付けるのです。一定の方向へ自分の意識を集中することで、ある気持ちが生み出されます。その気持ちには、自分の生命を好転させる力があります。このように意識を集中することをダーラナーと呼び、ダーラナーによって生み出された気持ちをバハーヴァナと呼びます。確信に満ちた気持ちを持ってこの集中を行えば、その効果は計り知れません。意識を集中させ

るものとして自分にふさわしいものを選ぶためには、思いやりのある指導者からの助けが重要になります。自分の文化の中から、意識を集中するものを選びましょう。例えば、祈りの言葉、詩、せりふ、伝説、歌などでもよいですし、ヤントラ（幾何学図形）、マントラ、像、マラ（数珠）などのように、特別な意味を持つものもいいでしょう。自然界の中から色、布、香り、石、植物、種、動物、場所、太陽、月、海などを選んでもいいですし、これらをいくつか組み合わせることもできます。選ぶものは、限りなくあります。あなたにとって特別な意味を持ち、何か自分と関連付けることのできるものにしましょう。生命が持つ力や霊を受け取り、その力を保持しているとされる特別なものや特別な場所があり、このような力を引き出すプロセスをプラーナプラティスタと呼んでいます。こういう力を持つ特別なものや場所を、練習のときに意識を集中させるものとして選ぶのもよいでしょう。一人で心を集中させるときに、こうして選んだものが、その力や霊と一体化するのが感じられると思います。これは、不思議な力を持つお守りのようになるので、祭壇のように特別な場所に飾ることもできれば、身に付けてもよいでしょう。

　プラーナーヤーマが効果的に行われているかどうかは、呼吸量が増えているかどうかで判断するのではなく、練習によって平静な気持ちが生まれているかどうか、心がクリアになるのが感じられるかどうかで判断します。心が穏やかであれば、エネルギー、つまりプラーナは流れます。プラーナは自然に流れるものであり、心穏やかでいられることが、どんなに有名なアーサナやプラーナーヤーマの練習よりも力となるのです。

　アーサナにおいて注意した技術的な点については、プラーナーヤーマを行うときにも気をつけましょう。プラーナーヤーマは、練習の大切な部分です。生徒に、無理なくできるようにすることが重要です。ほとんどの人は、プラーナーヤーマをしても問題なく、大丈夫だと思われます。アーサナは、プラーナーヤーマの準備という位置付けであり、練習の時間やエネルギーを使いすぎないよう、注意しなくてはなりません。アーサナと同様、プラーナーヤーマも段階を進むようにして行われます。全部で8から24の呼吸のうち、ちょうど中間点のあたりでピークを迎えるようにして、それから徐々に静めていき、アーサナで落ち着きます。もしできそうならば、クンバカと呼ばれる呼吸の保持を取り入れてもよいのですが、その際には注意が必要です。息を吐き、吸い、息を止め、そして、鼻孔を交互に使って呼吸をする。以上の呼吸の長さを、

それぞれ徐々に長くしていき、組み合わせれば、息を吐いてバンダを行う代わりに使うこともできます。一人ひとりのニーズや目的に合わせて、うまく使いましょう。手を使ったムドラーを用いれば、位置を確認でき、体全体にエネルギーの効果を生み出すことができます。例えば、息を吐くときに、手首近くをやさしく眼球に当てれば、とても落ち着きます。音も使えば、より効果的です。親指と人差し指の指先をそっと合わせれば、頭頂部から体の前部に至るまで、女性的で受動的な「月」の感覚が生まれます。人差し指を丸めて親指の根元に触れれば、強く男性的な「太陽」の効果が体の基部から脊柱に添って得られます。何かが働いているような感覚を覚えるかもしれませんが、決してもがいてはいけません。プラーナーヤーマを技術的に詳しく学ぶには、指導者につく必要があります。プラーナーヤーマを安全に練習するには、活性と放出の二つの性質をよく理解し、ニーズによって呼吸を変えることの重要性がわかっていなくてはならないのです。

　意識を集中し、バハーヴァナを促進するため、マントラをプラーナーヤーマのときに用いてもよいでしょう。また、マントラは呼吸の割合を数える目的でも使えます。プラーナーヤーマによって、マントラが体の中に位置付けられるのです。プラーナーヤーマは三段階に分けられますが、この流れが大変重要です。最初を準備段階、次を目的となる到達点、最後を安らかな終結とすれば、最大限の効果が期待できます。最初の段階をプールヴァ・アンガと呼び、この段階では心地よい割合で呼吸します。次のプラダーナ・アンガは中心となるべき安定した段階であり、呼吸の割合も最大限にし、もしできれば呼吸の保持やバンダを行います。最後はウッタラ・アンガで、穏やかに終結へと向かう段階です。この準備、到達点、終結という概念は、次に続く瞑想の練習にもあてはまります。瞑想も、これらのことをよく考えた上で行われるべきなのです。

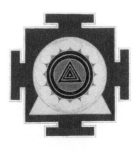

鼻孔を交互に使うプラーナーヤーマ

　咽頭で音を立てる呼吸を、ウジャーイといいます。また、鼻孔でコントロールして呼吸の音を立てる、鼻孔を交互に使うプラーナーヤーマもあります。鼻孔を交互に使って呼吸をすれば、呼吸をしている側の鼻孔が強められ、その力が磨かれます。ウジャーイと鼻孔を交互に使う呼吸を組み合わせるのも、効果的です。左側で息を吸い、吐けば、受動的で穏やかな女性的「月」の性質、チャンドラを受け取り、その障害となるものを放出します。右側での呼吸は、活力に満ちた男性的「太陽」の性質、スーリヤを受け取り、その障害となるものを放出します。左側で息を吸い、右側で息を吐くのを続けるプラーナーヤーマをチャンドラ・ベーダナといいます。心落ち着き、受動的で女性的な面を強化します。右で息を吸い、左で息を吐くのはスーリヤ・ベーダナといい、活力に満ちて拡張の働きのある男性的側面を強化します。呼吸の方法を変える場合は、息を吸った後で変えます。これらのプラーナーヤーマは、マントラと一緒に行うか、あるいは何かを頭の中に思い浮かべて練習してもよいでしょう。例えば、チャンドラ・ベーダナを行うときに月を頭に思い浮かべ、自分が月とともにいると考えれば、非常に穏やかな気持ちになるはずです。また、太陽とともにいるのだと思いながらスーリヤ・ベーダナを行えば、素晴らしくエネルギーが満ちてくるでしょう。

　経路（ナーディー）を清浄するという意味を持つ、ナーディー・ショーダナというプラーナーヤーマは、左右両方の鼻孔を使って、受け取るプロセスと、放出するプロセスを行います。息を吐いた側の鼻孔から息を吸い込み、次にもう片方の鼻孔を使います。こうすれば、左右はお互い関連し合うようになります。息を吸い、吐くことで、体の上部から受け取ったものと、体の基部から放出されたものとが交わり合います。このように、ナーディー・ショーダナは、非常に効果的な万能型プラーナーヤーマです。他のどんなプラーナーヤーマよりも、ハタ・ヨーガの本来の目的である両極の統合、太陽（ハ）と月（タ）の一体化を促します。このプラーナーヤーマは、軽めにするなどの工夫をすれば、

ほぼどんな人にとっても練習可能なものです。ウジャーイのときのように咽頭で呼吸をコントロールして音を出すのではなく、鼻孔でコントロールして音を出すように、よく注意しましょう。親指と薬指、小指を使い、パッドの役目を果たすようにして、鼻骨のすぐ下の小鼻を均等な力で押さえます。人差し指と中指は、内側に折り曲げます。指先と体全体を使って、常に呼吸を細かく調節します。練習をするにつれて、体は磨かれ力強くなっていきます。

　シータリーというプラーナーヤーマは、静め、落ち着かせるために効果的な呼吸法です。特に、鼻孔を交互に使って息を吐く呼吸や、ウジャーイとともに用いると効果が期待できます。熱を帯びて神経が混乱しているときには、この呼吸が最適です。あるいは、熱を帯びた練習のあとに、バランスを戻すために使うこともできます。舌を丸めるか、あるいは平たくして、頭と首を後ろにそらしながら息を吸います。本来のシータリーの方法では、息を吸った後、首をもとの位置に戻しながら息を保持しますが、すぐに息を吐き始めてもかまいません。息を長く吐く呼吸や、ウジャーイ、鼻孔を交互に使う呼吸をすれば落ち着きます。呼吸を繰り返すたびに、徐々にそれぞれの呼吸の長さを長くしていってもよいでしょう。プラーナーヤーマの練習に応用を取り入れるのなら、アヌローマ・ウジャーイから始めるのがよいでしょう。息を吸うときには咽頭を使い、短くてもよいので力強く吸います。次に、吸ったときより長い時間をかけて、鼻孔を交互に使って息を吐きます。呼吸を繰り返すごとに、徐々に吐く長さを伸ばしていきましょう。吸うときは、特にコントロールすることな

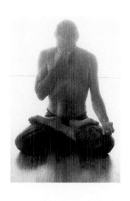

く、自然に自由に息を吸います。この呼吸によって、自信を得ることができます。アヌローマ・ウジャーイの反対が、ヴィローマ・ウジャーイです。ヴィローマ・ウジャーイでは、息を吐くときにウジャーイを用い、咽頭で音を立てながら、コントロールすることなく自由に息を吐きます。アヌローマは穏やかな放出型、ヴィローマはエネルギッシュな拡張型です。こういう呼吸法を行うことで、自分の呼吸について知り、自分の能力やニーズを理解することができます。マントラを用いたり、メトロノームを使ったり、自分で数を数えるなどして、呼吸の割合の変化を把握しましょう。どのように練習するかはよく考えて決め、実際の練習の際にも細心の注意を払います。とはいうものの、すべてのプロセスに関して、すぐに感覚的にわかってくることと思います。呼吸の準備の段階から、ピーク、穏やかな終結と練習が進むにつれて、呼吸と体全体の声を聞いて、感覚的に状況を察知し、タイミングを調節するようになるはずです。体全体で、呼吸を行いましょう。注意しながら、限界まで呼吸を試みることもあるかもしれませんが、限界を超えるようなことは決してしてはいけません。練習するのは素晴らしいのですが、それが決して苦しみもがくことにはならないようにしましょう。

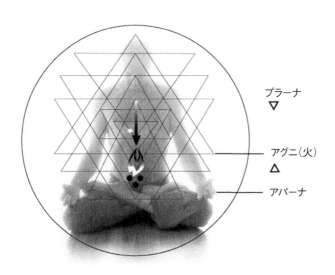

プラーナ ▽

アグニ（火）△

アパーナ

技術的なこと

　プラーナーヤーマは、体の中に熱を増やして、体を洗浄するプロセスと考えられています。体の中の熱が増し、火（アグニ）となることで、障害物が燃やされ取り除かれるのです。そして、エネルギーであるプラーナが体全体を流れるようになり、体と心は癒され、強化されます。古代人は、障害物を最も多く抱えているのは、体の基部であると考えました。ここは、左右のプラーナの経路、イダー・ナーディーとピンガラ・ナーディーが、スシュムナー・ナーディーという中心的経路に入り込むところです。だからこそ、体の基部に熱を与え、その機能を強めることには、最大の注意が払われるのです。この点を頭に入れた上で、すべてのアーサナの練習をしましょう。アーサナの中には、このプロセスを特に機能させるものもあり、中でも倒置系や前屈系は体の基部を熱と化し、清浄作用を促進します。アーサナやプラーナーヤーマの中で、息を吐きながら体の基部を内側に押し込んで持ち上げる動きは、障害物を火の中に保つ作用があります。息を吸うことにはふいごのような働きがあり、風を送って火を障害のところへと運びます。こうして、不必要なものが取り除かれるのです。これを、タパスと呼びます。息を吐く長さを長くするだけでも、タパスの働きがあります。これには、微妙な調整が必要です。例えば、火をおこして、風が激しく吹けば消えてしまいそうなほど火を小さく保ちたければ、どうすればよいのでしょうか。あるいは、不快に感じるほど火が熱くなれば、どうやって火を小さくするのでしょう。古代の詩的なイメージを、そこまで真剣に捉える必要はないのですが、ヨーガをする人は自分の経験や感情を通して、こういうイメージをかなり現実的なものとして感じることができるのです。これが、ハタ・ヨーガの大切なプロセスであり、これを中心に練習を考えなくてはなりません。誰にでも簡単に、自分にふさわしい練習をすることはできます。誰も皆、自分の状態が変化するのに応じて、自分で練習を調整できるようになるのです。

　ただ、練習を考えるにあたり忘れてはならないのは、障害を作り上げたも

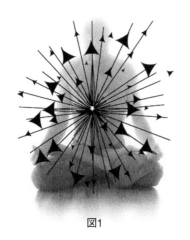
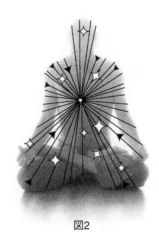

図1 　　　　　　　　　　　　図2

　ともとの原因はどこにあったのかということです。障害物は、私たち自身が自分の経験に反応してできたものなのです。ヨーガのすべてを理解し、ヨーガの練習全体の中のひとつとしてプラーナーヤーマを練習することが大切であり、そうでなければ、ちょっとした心の安楽を求めてアーサナに依存するだけになってしまいます。それでは、ヨーガは無意識のうちに生命に反発するだけのものとなってしまいます。環境に対して否定的な反応をせず、気持ちと態度を前向きにするには、どのような方法を採ればよいのでしょうか。それには、練習によってバハーヴァナの気持ちを得ることです。うまくできれば、私たちの態度も生命との関係も変わります。満足のいく気持ちが持てれば、障害物は消え、私たちは自分の地に自由に立つことができるのです。

　意識、態度、思考、感情はすべて、私たちの健康状態を決定するのに大切な役割を果たしています。これらが免疫システムを高め、体に知性を染み渡らせ、私たちの健康と安らぎに大きく影響を与える神経伝達物質を左右しているのです。古代には、ヨーガでプラーナと呼ぶ生命エネルギーが体内に内在し、それは魂であるフリダヤから流れていると考えられていました。プラーナーヤーマは、アーサナとともに行い、徐々に意識を呼吸に持っていくことで、その名の示すとおり、プラーナが体の中を何の妨害を受けることもなく流れていく状況を促進します（図2）。私たちが経験に反発すると、障害物が作り出され、プラーナはシステムの外にはき出されて、感情的、精神的、肉体的問題が

引き起こされます（図1）。プラーナーヤーマは、私たちに、一時的に安らぎと澄んだ状態を与えてくれるのです。けれど、そもそも最初に、経験に反発しないことが一番でしょう。とはいえ、こうして一時的とはいえ安らぎが得られることで、私たちはヨーガが与えてくれるものの大きさが理解できるのです。プラーナーヤーマなどの練習をすれば、常に澄んだ状態でいられるようになるかもしれません。ただ、その状態を得るためにプラーナーヤーマに依存しているのではない、ということは理解しておかなければなりません。そこをきちんと理解していないと、複雑な反応を起こし、障害物が増えることになってしまうのです。何も反応する必要はありません。これが、ヨーガを理解することによって得られる素晴らしいものなのです。ヨーガは、到達不可能なばかげたゴールを掲げるようなものではありません。すべては、ヨーガをする人の手に入るものなのです。ヨーガは、喜び、態度、思考、感情を訓練するものとして、楽しむべきものです。そうすれば、体全体の機能を高めることができます。不必要なものをすべて取り除けば、自然なままの生命のエネルギー、プラーナシャクティは流れるのです。

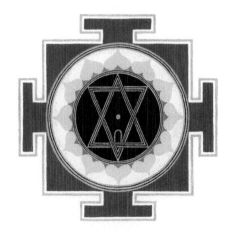

速い呼吸と鼓動

　バストリカーとは速い呼吸のプラーナーヤーマで、鼻孔を交互に使って呼吸します。カパーラバーティは、腹部からの強い鼓動を使って呼吸をします。これらは激しい呼吸であり、比較的長いプラーナーヤーマを行う前に、体のシステムを活性化し明晰にするために使われます。これらは注意深く導入するべきであり、決して強制してはいけません。速い呼吸の中にも、体の器官の鼓動とともに行う、もう少し穏やかな呼吸もあります。こういう呼吸は、体のシステムから肉体的、感情的障害物を取り除くのに、大変効果的です。吸う、吐くという呼吸の自然なリズムに合わせて、体をゆったりと鼓動させます。あるいは、それとは逆に、呼吸のほうを体の自然な鼓動のリズムに合わせて行うものもあります。

　ゆったりと仰向けに横になり、ひざを曲げ、足を腰幅に開きます。骨盤を上に向けて開くと同時に息を吐き、下に下ろす動きと同時に息を吸います。足が体に近い位置にあり、足の鼓動が骨盤や体全体の鼓動を引き起こし、その動きを助けます。ゴーマンやジュリエット・ヘンダーソンなどが、最近こういう練習法を作り出しました。ヨーガ用語では、これはプラーナーヤーマであり、体に植え付けられたパターンを放出して、心をクリアにする手段となります。ここで使われる呼吸は、ヨーガのウジャーイとよく似ていて、呼吸の音を咽頭で出します。口は開けたままにして、あごの力を抜きます。ヨーガのときと同様、呼吸のサイクルの中で、解き放ち、受け取るプロセスを自由に行うのです。生命の活動として、呼吸が源から沸き起こっているのと同じように、鼓動も源深くから起こっていることが感じられるはずです。これが、自然な状態のままの鼓動です。この鼓動は、ゆるやかで力強いものなのです。

　生まれたての赤ん坊が、個人という社会的な意識を持つ前に呼吸する様子を聞く機会があれば、赤ん坊の呼吸は脊柱から直接起こり、何の妨害も受けていない体全体で呼吸をしていることがわかるでしょう。大人になってもこのような呼吸を練習すれば、社会的、感情的に障害となっているものを打ち破

って、自然なままの生命の状態が感じられるようになります。これは、アーサナやプラーナーヤーマにおける原理と同じですが、もっと速い呼吸であり、器官が自然に脈打つのを利用しています。トランポリン上で跳び上がる、誰かに助けてもらって跳び上がるなど、鼓動を伴うどんな動きの中でも、この呼吸を行うことができます。ヨーガと同様こういう練習も、心を許し合える関係にある信頼できる友人とともに行わなくてはなりません。このような練習も、ヨーガの練習も、忘れていた整理棚を開けるかのごとく、ずっと以前に隠された障害物を明らかにしてくれるものです。これは、あまり気持ちのいいものではないかもしれません。少なくとも、何の障害もない自然な状態とはどのようなものなのか、基本的に感覚として理解できていなくてはなりません。そして、本当に助けとなるものがすぐそばにあること、癒しのプロセスを経験するための確かな方法がここにはあることがわかっていなくてはなりません。

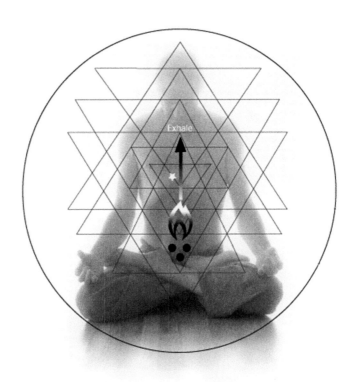

エネルギーの流れる道と体の中の相互性

　古代の人々によると、ナーディーは全部で72000あります。ナーディーとは、体全体を助ける生命エネルギーが流れる道です。ナーディーの方向や性質については、信頼できる確実な説明はありません。ナーディーとは一般に、人それぞれが主観的に経験するものだからです。ナーディーについては数え切れないほどの描写が昔からありますが、それらの説明はそれぞれまったく異なります。私たちがナーディーの存在を信じているのは、自分自身の生命と経験を信じているからというよりむしろ、古代の著者を神格化して、彼らは偉いと思う傾向にあるからです。他人の説明を真に受け、それを真似しなくてはならないと考えれば、自分自身のエネルギーが本当に流れていくことはありません。プラーナは、あなたが生きて、そして変わっていくのに応じた、独特の性質を持つものです。けれど、あまりに真剣に捉えないように注意すれば、他の人の経験も、プラーナーヤーマやバンダの練習を考える助けにはなります。さらに、もう一度ここで強調しておきますが、プラーナの動きや体の回復にとって最も重要なのは、体全体が妨害を受けることなくお互いに関わり合っている状態です。実際、つながりあっていない状態でプラーナーヤーマの練習やバンダの練習をしたところで、何の効果もありません。萎縮している状態では、エネルギーは体を脈々と流れることはできません。この萎縮を取り除くための大切な手段が、まわりに反発する姿勢をなくすことなのです。ヨーガの練習は、障害物を取り除く治療としての一時的手段にすぎません。体の中で相互関係を築くことの代わりにヨーガを試みても、生命に新たな障害を加えることになるだけです。お互いにつながり合う関係の中でこそ、生命の力は激しく流れていくのです。

　体の左右のつながりの中で、生命体を縦に流れるエネルギーは様々な現象を引き起こします。そして、プラーナの源である魂が開かれるのです。実は、プラーナという言葉は魂も意味しています。けれど、実際に生命が横につながりを持っていなくては、私たちはエネルギーに固執して、必要以上にエネ

ルギーを重要視してしまいます。このようにエネルギーに固執しては、魂がそれ以上開くのを妨げることになってしまいます。魂（フリダヤ）は、小さくて激しい火のようなものであり、揺らぐことなくメラメラと燃える炎の先端のようなものです。それは、生命の最初のきらめきであり、生まれてくる生命の最初の細胞です。生命やまわりのものとの関係の中で、魂のプラーナは体のいたるところに流れていくのです。自分の呼吸に寄り添えば、息を吸うとともにプラーナが下に向かって流れることで、フリダヤの火はより一層力を増し、この火が体の基部へと注ぎ込まれます。こうして、体の基部のすべての機能は強化され、中でも、余計なものを取り除く力が強くなるのです。

　体の基部のへそのすぐ下に、体中のナーディーのネットワークの拠点のようなカンダがあります。卵型をしていて、そこからすべてのプラーナがナーディーに流れていきます。中心となるナーディーはスシュムナーといい、頭頂部までつながっています。頭頂部から、プラーナはアムリタ・ナーディーを通ってフリダヤまで戻ります。上部にあるフリダヤと下に位置するカンダは両手を並べた幅ほど離れていて、このふたつから流れるプラーナが交わることで、体が活性化されるのが感じられます。経験に反応を示せば、カンダのまわりには障害となるものが生み出されますが、魂の火と消化機能に位置する火が、カンダのまわりの障害物を燃やす役割を果たします。それによって、左側のイダー・ナーディーと右側のピンガラ・ナーディーという二次的なナーディーから、スシュムナーにプラーナが力強く流れるようになるのです。生命エネルギーの流れは力に満ちていて素晴らしく、基部から頭頂部へ、そして魂へと流れていきます。こうして、男性、女性の特質が交じり合い、その性質が機能する完全な個となるのです。生命体は力強く、明るく澄んでいて、突き抜ける力を持ち、なおかつ受動的です。体のエネルギーはただひとつしかなく、それは、生命の力そのものなのです。これをクンダリニー、あるいはシャクティと呼ぶこともあれば、クンダリニーとは生命エネルギーの流れを妨げるものを意味し、その障害を練習によって取り除くのだ、とするものもあります。体の上下の融合を促す肉体的練習は大変重要であり、中でも基部とカンダの力を高める練習が大切です。前屈、ねじり、倒置のポーズが効果的であり、後屈のポーズの中で、寝そべって体重を腹部で支えるブジャンガーサナ（コブラのポーズ）やサラバーサナ（バッタのポーズ）は特に効果があります。こういう練習をすれば、効果的なプラーナーヤーマやバンダができるようになります。

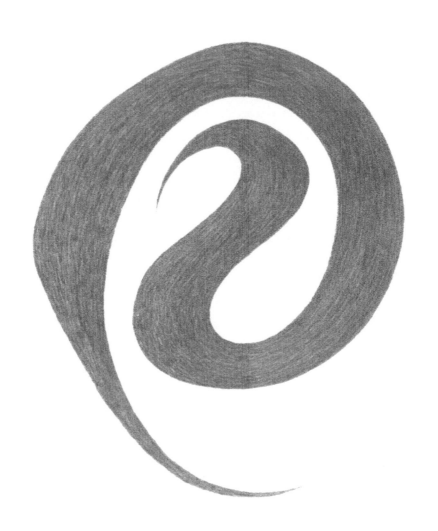

ダンス

　リズムに合わせて体を動かすのは、生命体にある相互性を認識し、それを感じるのに大変効果的です。世界中で沸き起こっているダンス文化は、ヨーギとヨギーニの文化なのです。しかも、ダンスを利用して、ヨーガの相互性を強調することもできます。リズムよく右に左にと体を揺らし、体重を右足から左足に移すのに合わせて体、頭、腕も動かせば、体の両側が結び付きます。体の両側が交じり合えば、すぐにも体全体の一体感が感じられ、エネルギーが流れます。8の字を描くようにして体を揺らせるのもいいでしょう。そのうち、左右に揺れる動きは、生命のエネルギーが縦に頭頂部まで流れるにつれて、縦にも揺れる動きとなり、前屈、後屈、両足で跳び上がる動きにまで発展していく場合もあります。左右がひとつになることで、上下、前後も関連付けられるのです。上下に流れるエネルギーは、上下の動きだけを促す場合もあれば、左右の動きと交わり合うこともあります。そして、そのうちエネルギーは、左右のみの動きへと戻っていくのです。これは、体の中にある生命エネルギー、プラーナの動きです。もちろん、プラーナの動きはまわりの人、グループとの相互関係も引き起こし、自分の体の外でもお互いを関連付けます。そして、そのうちまた、動きは自分の体の中へと戻っていきます。

　他の人と一緒に踊る場合には、それぞれの体の中で相互性が築かれ、そのエネルギーが力を増すにつれて、二人の間のエネルギーも活発になります。片方が前屈をするのに合わせて、パートナーは後屈をするなど、二人のエネルギーが反応し合う様々な動きが自然に起こります。様々な伝統的ダンスに見られる体のコンタクトは、この相互性の表れなのです。他の人と一緒に踊るのは、素晴らしい経験です。伝統的にそうだったように、親密な関係を築くための優れた社会的背景となるのです。これは素晴らしい社会行事であり、ライブで音楽を奏でてくれる人でもいれば、生き生きとしたイベントとなるはずです。

　あらゆる種類の文化の影響が、静かなリズムや激しいリズムの中に見て取

れます。踊り手には、何かを演じなくてはならない義務などまったくありません。ただリズムと感情に任せて、正直に体を動かせばいいだけです。アーサナをするときと同じように、スティラとスッカを取り入れましょう。体全体が力強く動きながらも、柔らかく保たれるようにするのです。

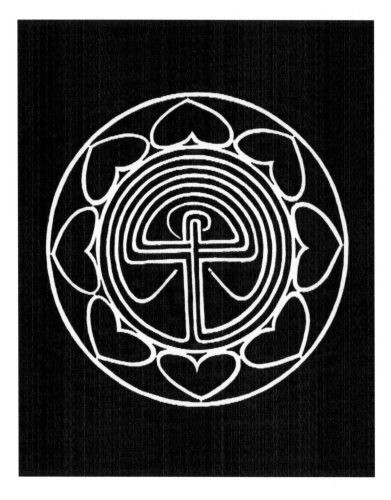

食事と、生命の持つ知性

　消費過剰は、社会の根本的な問題です。食べすぎは、健康上の問題であるとともに社会的問題でもあり、体に毒素をもたらし、社会システムの重荷となります。私たちにできることは、食を減らすことです。それによって体は軽くなり、健康がもたらされます。言うのは簡単ですが、社会にはびこる慣習も個人の習慣も、根は深いのです。呼吸をし、体を動かし、親密な関係を楽しむことが生活の自然な部分となって初めて、食を減らすことができます。実のところ、食はごく自然に減るのです。適度に食べる楽しみのほうが、たくさん食べることを強要され、それによって得る楽しみより、はるかに大きいものです。もうこれ以上、楽しみの感じられない食生活に納得していることはありません。

　食物グループ、バランス、食べる量の点から考えて自分の体質にふさわしい食事にすれば、食事は生命を支える大きな要素となります。食事のタイミングも大切であり、夜寝る前に数時間何も食べないようにすることで、より深い休息を取ることができます。また、空腹の状態でヨーガの練習をするほうが、練習の効果は上がります。けれど、食べ物を問題解決の手段にして、それが追求の手法でもあるかのように食事の仕方に取り付かれてしまうと、本当は存在しない問題まで作り上げることになりかねません。体という生命はこの上なく知的であり、あらゆる変化にもストレスにも対応できます。これを理解し、あれこれと考えるのはやめにしましょう。そうすれば体も心もリラックスし、生命は健康のために完璧なまでの働きをします。生化学的異常やアンバランスなエネルギーも、常に自然に調整されます。生命に見事なまでに見守られれば、何の解決策も必要ありません。食物産業、健康食品産業、そして製薬会社は、まるで私たちが不幸せで不健康であるかのように、幸せと健康を販売しています。私たちの苦悩は、利用されているのです。私たちは、売りに出ている幸せと健康を信じてしまい、そのため却って具合を悪くしているのです。幸せを探すことがシステムの中に心理的に植え付けられてしまい、その

ために不幸せが作り上げられているのです。病気に対して心理的に反応することは、病気そのものよりよくないことなのです。不調の症状は、体が環境の変化に対応している表れです。反応しなければ、症状はすぐに消え去ります。例えば、風邪やインフルエンザの症状は、不都合を招くことなく通りすぎていくものなのです。同様に、飛行機に乗って少し疲れたことに対して心が反応したために、時差ボケが起こるのです。癌に心が反応することで、癌そのものよりもっと大きな痛みが引き起こされるのです。症状とは体が変化に対処していることを示しているのであり、痛みは治癒のプロセスです。体は、常に細胞の異常に対処しています。それでも異常が正されなかった場合には、生命がたどる自然な道筋として、体はこの場から取り去られ、穏やかに永遠の眠りにつくのです。栄養学的、薬学的、そして医学的な助けを、本当に必要なときまで無視しようと言っているのではありません。病気のときにも自分の体を信じ、助けとなるものばかりに依存するのではなく、賢く利用すればよいのです。

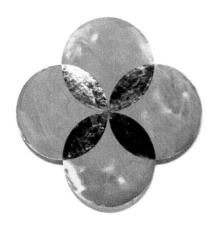

バンダ

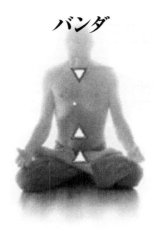

　徐々に呼吸のサイクルを発展させていき、ときにはバンダ（締め付け）という技術によく似たやり方を使って力強い呼吸を行ってきました。本当の意味では、アーサナやプラーナーヤーマのすべての呼吸における吸う、吐くという動作の目的は、バンダの目的と同じです。つまり、障害物を取り除くこと、タパスが目的なのです。バンダを行うには、あらかじめ必要なだけのアーサナとプラーナーヤーマを練習しておかなくてはなりません。論理的裏付けもなく、きちんとした一連の練習の流れの中で取り入れるわけでもないのなら、バンダを試みたところで意味はありません。それどころか、自分の体の中のボイラーを破裂させてしまう危険もあります。アーサナやプラーナーヤーマにおける呼吸の際に、多くの呼吸でかなり長く呼吸を保持していられるかどうかが、安全にバンダを行えるかどうかの判断基準となります。体の基部と背中が徐々に強化され、簡単に体を支えることができるようになれば、魂が開かれます。こういう状態は自然に起こり、それによって、やがて自然に効果的なバンダが行えるようになるのです。これは、意識的にできるものではありません。心捕らわれないことです。すでにあなたは、存在するすべてのものと、何にもさえぎられることのない関係にあるかもしれません。実は、無限を示す自

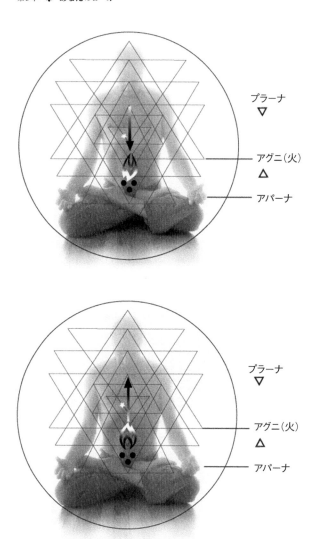

然の驚異とすら、そういう関係にあるのではないでしょうか。それなら、バンダで劇的に障害物を取り除く必要もないのかもしれません。ヨーガには、何の技術も必要ありません。ただ、身を任せればいいのです。自分の体が欲することにそのまま従えば、それでよいのです。

ヨーガでは、人間の体は全体から小さいものへの、何重もの層として捉えられています。練習の中で、このように層を成すものを認識し、感じることもできるかもしれません。また、別の考えでは、人間の体は小宇宙であり、生命を成す5つの元素、地、水、火、空気、天空から成り立っているとされています。

呼吸を通して、効果的に空気と火の元素が導かれれば、魂から流れるプラーナによって、消化の火、アグニが高められます。息を吸い、吐くことで不純物が燃やされ、取り除かれます。息を吸うことで、ものを受け取る穏やかな感覚が下に向かい、力強い体の基部へと流れていきます。それによって、プラーナも基部へと流れていき、体が熱を帯びて、その熱は障害物へと導かれます。息を吐けばプラーナは上に向かって流れ、それとともに力がみなぎり、体の基部からの放出が促されます。これによって、熱はまたもや勢いを増し、障害物は火の中に保たれます。プラーナが下に流れると、除去機能のあるエネルギー、アパーナが活性化されます。上下に位置するすべての性質が、こうして交わり合うのです。呼吸とともに特定の筋肉を収縮させて体の内部を動かすバンダを取り入れることによって、障害物を取り除くタパスのプロセスはより強力なものになります。十分にアーサナの練習をした後プラーナーヤーマを導入し、アーサナやプラーナーヤーマで呼吸の保持が難なくできるようになったらバンダを導入します。呼吸の保持は、まずアドムカ・シュヴァーナーサナ(下を向いた犬のポーズ)、サルヴァーンガーサナ(肩立ちのポーズ)などのアーサナを練習するときに試み、それからプラーナーヤーマのときに使ってみましょう。

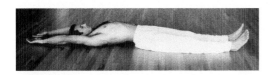

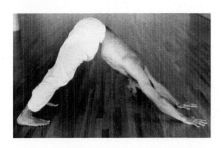

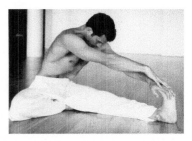

バンダの練習を進めるにつれて、体全体の筋肉組織がひとつのプロセスとして動いているのが感じられるようになります。アーサナやプラーナーヤーマでムーラ・バンダ（体の基部のバンダ）やウディーヤーナ・バンダ（横隔膜を持ち上げるバンダ）を行えば、体の基部全体が活性化されます。足や脚、腰でもバンダを行い、これは、エネルギーと感覚を会陰から下腹部、そして上腹部へと動かしていくプロセスの一部となります。ジャーランダラ・バンダ（あごのバンダ）では、背中全体、腕、手、首、頭がひとつのプロセスとして一緒に働き、胸部上部と咽頭に働きかけます。バンダを正式に取り入れなくても、筋肉が集合して作用しているのを感じることはできます。アーサナには、上部にあるものごとを受け入れる女性的な特質と、下位に位置する男性的な力強さとを結び付けるという大切な特徴があり、そのときに多くの筋肉が一緒に働いていることが感じられるのです。バンダとは、このようにアーサナやプラーナーヤーマの中で行われている動きが発展していき、それが最高潮に達する行為です。そして、バンダをうまく行えるかどうかは、体の構造全部を使って体と呼吸を一緒に動かし、息を保持できているかどうかに、まさしくかかっているのです。

アーサナを行うにおいて、身体各部が構造上どのような特徴を持っているのか、細かく説明したがる指導者は多いはずです。正確にアーサナを行うために、かなり詳しい説明が考えられてきました。骨格のまわりを筋肉組織が覆っていることによる効果を始めとして、その他アーサナに関する興味深い話は、いくらでもできるでしょう。このような指導は、体に意図的に心理的強制を強いてしまう傾向があります。そして、先入観によって植え付けられた、あるべき結果を成し遂げなくてはと心が体に働きかけ、体のシステムは硬く締め付けられてしまうのです。これでは、順序が逆です。体のシステムから心の影響を取り除くという、ヨーガが望む効果とはまったく逆の結果となっているのです。ヨーガの目的は、生命が持つ無条件の状態へと人々を導き、人々が自分自身の生命を大切に思えるように導くことにあります。心に影響されない生命体を手に入れることにあるのです。体全体で呼吸しさえすれば、これは得られます。練習とは、ただ呼吸をして、生命の感覚を受け取り、そして放出することです。これはあくまでも感覚的なことで、何の心理的指示も必要とはしません。このような方法で練習をし、呼吸のことだけに注意すれば、驚くべきことが起こります。ただ呼吸をするだけで、今まで望んでいたような身体調整

が自然に行われていることに、多くの人が気づいたのです。それまでは、自分自身で体の調整が必要だと思ったり、あるいは他から強制されて身体構造の調整が必要だと思ったりしていたのです。古代の人はただ本当にヨーガが達成されたときに生み出される副産物として、アーサナによる体の調整を説明しています。その描写を真に受けて、それを体に強要し、それをヨーガと呼ぶことは、私たちにはできません。最小限の指導は役に立ちますが、ヨーガの技術は体を操作することにあるのではありません。それぞれの中には、呼吸、そして呼吸をさせるものが完璧な形ですでに組み込まれています。呼吸は、体と心のために働いているのです。

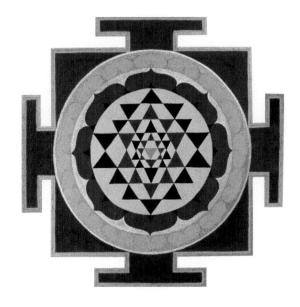

バンダは普通、グループの形態では指導しません。ここで述べてきたことは生徒の興味のためであり、バンダについて考えることは価値あることだと思うからです。バンダは、よく注意を払った上で敏感に対応しつつ行わなくてはならない、非常に個人的な練習です。本来のヨーガの教えの形態のように、個人レベルで教えるのが一番いいのです。古代の書には、「バンダについて話をするときには、その場には、ただ4つの耳があるのみだ」とあります。ヨーガは神聖な行為です。素晴らしい何かを、個人が認識することなのです。ヨーガの技術は、その目的の意味する奥深さやヨーガを行う人の意図を無視して、気軽に教えるようなものではありません。生徒を利用することなく、自然なままに教えることはできるはずです。初期仏教なら「悟りの悪臭」とでも言われそうな神聖さを、生徒や指導者に対して作り上げ、見せかけだけの魅力で取り繕うことなどしなくても、教えることはできるはずです。自分には知識があると信じることと謙遜な気持ちとは共存せず、また、どちらも悟りとは何の関連もないことです。けれど、生徒と指導者の間には、神聖な思い、解放の気持ちの中で自然に感謝の気持ちが生まれるでしょう。バンダは、障害物を取り除き、我々は生命とは離れた存在であるという考えを取り除くための、強力な手段です。他のすべてのヨーガの練習と同じように、バンダも体全体が自然なままの生命を感じることに、自分の身を委ねる瞬間なのです。常にバンダの後には、自然な流れのまま休息を入れましょう。それが、特に「特別な時間」である必要はありません。「特別な時間」だと思ってしまうと、他の時間を特別ではないと感じてしまう危険があるからです。けれど、その時間は、より広い意味でヨーガと生命を理解する、解放の瞬間です。するべきことはただひとつ、完全に身を委ねることだけです。奮闘するのはやめましょう。すべては、すでに与えられているのです。そして、実際に少し歩みを進めましょう。体、呼吸、そしてものごととのつながりを感じましょう。ヨーガとは、神を探すことではなく、神を表現する手段なのです。

第4章
瞑想

第4章 ❦ 瞑想

　瞑想とは、経験を認識し、その経験とひとつになることです。『ヨーガ・スートラ』では、ディヤーナと記されています。ダーラナー、つまり集中する方向を選び、ディヤーナの状態になったとき、経験とひとつになります。体、呼吸と交わり、いろいろなものとのつながりを感じるのです。そうすれば、経験を理解することができ、それによって自分自身を知るのです。この交わりが完結するとき、瞑想はサマーディ、つまり結合へと至ります。『ヨーガ・スートラ』では、瞑想は経験を排除することによって心に何もない状態を作り、それによって瞑想する人をその人自身へと引き戻し、自己を自己として感じることができるようにするものであると述べられていて、特に、最初に述べられている経験の排除が強調されています。ここでもう一度繰り返しますが、大事なことは生命としての体は、存在するすべてのものとすでに完璧なまでに関連し合っていて、経験を完全に受け入れることができる、ということです。ヨーガは、存在もしない問題を提示しているのです。結合は、すでに起こっています。太陽と月、男性と女性、意識とエネルギー、意識と知覚、知る者と知られる者、内と外。言葉にすると、こういう考えも心をもがき苦しませるものとなってしまうばかりですが、ほんの少しの直感を使えば、すべてのことに近道はあるのです。そうすれば、自然に結合は行われ、サハージ・サマーディの状態へ至るのです。それは、すでに地球上に生命として起こっている、自然そのものです。これには、議論の余地はありません。私たちは自然そのもの、生命なのです。
　瞑想に関しては、数え切れないほどの流派があります。釈迦が最初に使ったという技法を宣伝文句として掲げる仏教徒や、姿勢を正して目を覚ますようにと人を杖で打ちつける禅僧。偉大なる導師であるヨーギや、億万長者となったビートルズという名のグル。彼らは皆、瞑想には金貨のように価値あるものが含まれている、と説いてきました。瞑想をしていない人は、瞑想をしなくてはと思うことでしょう。実は、これらの流派の存在そのものが、我々はまだ生命として十分ではなく、不完全だと言っているようなものなのです。信じやすい人なら、10日間続けて忙しく呼吸を観察し、それをまわりの人にも勧める

ことでしょう。あるいは、自分自身の状態を操ろうとして、日々大胆にも自分の経験に逆らう人もいるかもしれません。これでは、自分の心をそそのかし、だまし、いじめて、文化に売りつけられた先入観の枠組みへと追い詰めるようなものです。まるで、自己非難です。よいとされる状況を、生み出さなくてはならないのです。

　基本的には、これは私たちの自然な姿を文化が否定している状態です。瞑想に成功して精神的な何かを生み出し始めれば、問題はますますひどくなります。薬物中毒と同じように、精神性に取り付かれた人々はサマーディを経験することに夢中になり、サマーディの状態が行ったり来たりするごとに、サマーディがない状態に苦しむのです。これは昔から言われ続けてきたことですが、自分の努力が実っただとか、指導者との関係を通したり瞑想の技法を使ったりして何か自分で努力することで幸せは得られるのだと信じてしまうのです。これはヨーギにとって、危険な時期です。問題とその解決の模範が強調され、自然な状態は遠くかなたに見えなくなっているのです。

　何も、必要なものなどありません。どんなに普通と違う「精神状態」が起ころうとも、他のものと同様、ただそのまま放っておけばよいのです。同じように、特別な力や教え、カリスマ性を持つ人と出会っても、その人のもとへ行くなり去るなり、自由にすればよいのです。自分は生命そのものではないかのように、何かを得ようと試みるプロセスに熱中することなく、素晴らしい友情を楽しめばよいのです。

　では一体、瞑想とは何なのでしょう。どうすれば、瞑想を私たちの生命に知的に取り入れることができるのでしょう。もちろん、私たちは静かにすわりたい、しかもできれば長くすわっていたいと願っています。いいことだし、自然なことです。もし、自分のあるがままの自然な姿を楽しんでいないのなら、自分自身でそれを育めばよいのです。もし、あまりに多くのことから刺激を受けてストレスを受けているのなら、心をひとつの方向へ定め、心がさまようことのないようにすればよいのです。今までのやり方を変えて、自分の経験にあまり反応しないようにし、もっと簡単に、もっと適切に世界を動きたいと思うようになるかもしれません。これを実行するためには、少し自分を理解する必要があります。スヴァディヤーヤと呼ばれる、自己認識が必要なのです。そのためにはまず、苦を見つめ、そして欲求を見つめて、何ができるか考えることです。次に、望む変化が訪れ、障害が除かれて、快適さが生まれるよう

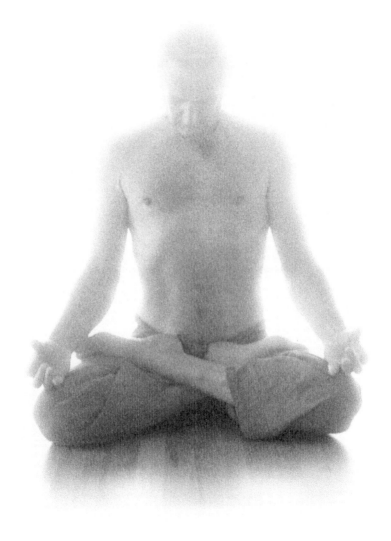

に実際に行動を起こすのです。このようなステップを踏めば、自分の望むところへたどり着くことができます。バハーヴァナに到達して、その上、自分の選ぶ理想とするところまで行き着くこともできるかもしれません。

　それでは、どんな行動を起こせばよいのでしょうか。まず必要なのは、うまくいくのだと信じることです。これは難しいことかもしれませんが、本当に信頼できる指導者や友人など何か頼れるものを見つければ、それを通してこの気持ちは得られます。本や誰かが書いたもの、詩、音楽などに思いをはせることで、こういう気持ちを得ることもできます。池のアヒルのように、自然界にあるものを見つめて、自分の状態に思いを及ばせてもよいでしょう。あるいは、自分の生命の中に、直接その気持ちを感じることもできるでしょう。自分の生命とその方向性は確信の持てるものなのだと理解できれば、自分自身でその気持ちを感じることはできるはずです。途中、助けを得ることもあるかもしれません。けれど、最終的には自分の手にかかっているのです。外側から情報を集めるのではなく、自分には何が必要なのかを直接自分で認識するのです。これは、自分の生命、そして練習を確信することです。これが、ギャーナムです。ギャーナムとは、世界の中で自分にふさわしい行動とは何か、知ることなのです。私たちは、ヨーガの練習で自然に自己修正することから、まわりの人との親密で繊細な関係に至るまで、すべての行動を識別できるようになるのです。ヨーガを通せば、生命の知性が心に告げるのに従って、自分で直接認識したことが、はっきりとわかるようになっていくのです。

　心が精神的思考を押し付けるのは、もうこれで終わりです。たとえよく練られた方法であろうと、心を静めようとすれば、透明な状態を妨げる心を作り上げるだけです。このようにしてできた障害物は非常に複雑で、その上それを植え付けたのは自分自身なので、取り除くのはより一層難しいのです。心に苦しめられている心は、うまく働きません。つまり、これでは瞑想はできないのです。生まれながらに備わった、様々なものとの結合を理解し経験するのは、自然に沸き起こることです。瞑想は、自分に可能な練習をすることによって生まれるものです。自然に起こることなのです。その手段となるのは、心に邪魔されない、自然なままの生命を直接認識することです。今までなかったようなやり方で、生命に触れることです。自分自身の特別な生命と方法を、見つけるのです。それぞれが自分自身で、平穏を見つけなくてはならないのです。ヨーガにおいてその手段となるのは、自分に合ったアーサナ、プラーナ

ーヤーマ、そしてものごととの関係を見出すことです。そうすれば、ヨーガの他の面はすべて自然に沸き起こり、そこには自分で意識して入り込む必要も、何か働きかける必要もありません。指導者の助けを借りながら、こういう方向性を作り、生命がその不思議さを解き明かしていくのを楽しむことができるのです。

　瞑想を中心とするラージャ・ヨーガの魅力、そして、パタンジャリのアシュタンガ・ヨーガで4つの内的技法とされている感覚の保持、集中、瞑想と結合の魅力は、生命との関係を避けようとする、文化の膨大な策略のひとつともなりえます。真実はどこか別のところにあり、もっと高尚な練習をすることで得られるものだという考えが、説得力を持って広がるのです。けれど、これは文化の犯した過ちです。こういうことを成し遂げようと試みて、体や呼吸、そしてものごととのつながりをないがしろにするようでは、心を枠組みへ押し込めてしまうばかりです。必要なものと信じて、それに夢中になるあまり、生命がもともと持つ、ものごととの関連性は損なわれてしまうのです。来ては行くサマーディを経験することも、ヨーガを通して体と生命とが素晴らしく結合したことによっておのずともたらされる数々の現象も、体全体が生命であるということを受け入れて初めて、最大限に自由に利用することができるのです。ヨーガを通して起こる様々な現象は、特に注意を払うことなくとも起こっては消えます。永久である自分の自然な姿と切り離されることもありません。そして、複雑なエネルギーを楽しみ、嬉々とした気持ちを楽しみ、魂を感じることに危険なく酔いしれることができるのです。体が生命と切り離されることがなくなれば、生命の一部としてこういうことが起こるのです。私たちは自由な生命であり、起こることすべてと面白いまでにつながっています。ヨーガは、何も必要とすることなく、すべてのものをもたらしてくれるのです。

　大切なのは、アーサナ、プラーナーヤーマ、瞑想、そして生命体は途切れることのないプロセスであるということです。練習は、全体として捉えられなくてはなりません。ラージャ・ヨーガでは、体と呼吸の中に生命との関係が築かれると瞑想の練習に自然に入っていきますが、これはある意味、途切れることないプロセスであることの表れなのです。ラージャ・ヨーガの原則はアーサナとプラーナーヤーマにあり、その中で育っていきます。次々と続くアーサナやプラーナーヤーマの状況に応じて、自分で心を導くこともあります。導く先は、自分が興味を持つものの中から選びます。こうして選んだものは、生命が

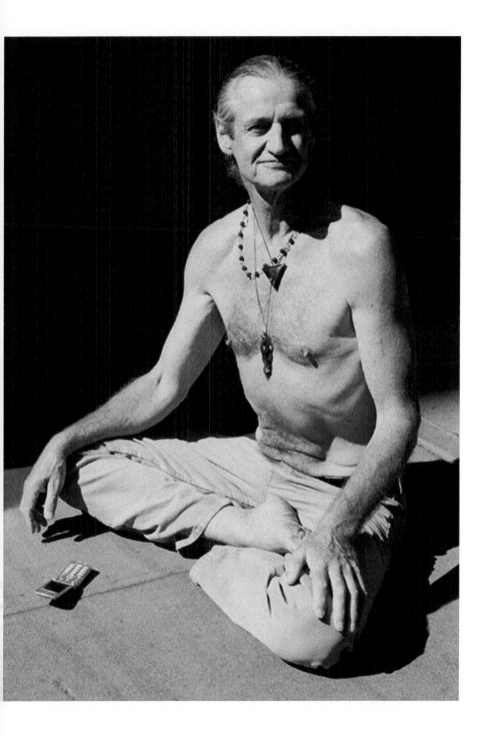

ずっと自然なままでいられるように、生命を助けていくことになるのです。単純に、自分が興味を持つものを選ばなくてはなりません。自分自身の文化の中にあり、自分自身が慣れ親しんだものでなくてはならないのです。自分にとって、無理なく手の届くものでなければなりません。そうでなければ、心はそれを必死に求めるようになり、混乱を生み出すだけとなってしまいます。

　瞑想のときに心を集中する対象を選ぶにあたっては、指導者の助言を得られればよいでしょうが、何より大切なのは、自分自身でよく考え、調べ、自分にとって情熱を持てるものは何なのか、夢中になれるものは何なのかを見つけ出すことです。キリスト教修道女や熱心なヒンドゥー教バクティ信仰者であれば、選ぶのは簡単でしょう。けれど、そんなことをあまり考えたこともない普通の人間は、どうすればよいのでしょう。そこで普通は、何らかの助けが必要になります。けれど、偉大な生命がイメージする何か力強くて馴染みのあるものであれば、何でもよいのです。尊敬し愛する人、太陽、月、広大なる海、山、川など実際にあるものでも、頭に思い浮かべられるものでもよいのです。数限りなく、考えられるはずです。

　ニュージーランド先住民であるマオリは、自分たちのことを話すのに、いつも、「私のまわりの人々は、私の山は、私の川は」と説明します。これを、私はとても興味深く思っていました。マオリは、自分たちの祖先や自分たちの属する場所は、精霊の吹き込まれた神聖なものと考えています。彼らは、自分たちのことを自然と切り離して考えることはありません。そして、自分自身のことを理解しています。私たちが生徒に指導しているのは、まさしくマオリの人々のように、生徒が自分たちの美しい環境や素晴らしい生命とつながりを持てるようになってもらうためなのです。人々が自分の場所と自分の進む道を見つけられるよう、その手助けをするのです。そうすれば、皆、自分自身を発見することができるのです。すべてのこととどのように関係し合っているのかを理解することが、私たちの道なのです。これがヨーガです。自分自身のヨーガでなくてはなりません。自分自身の道であり、自分自身がすべてのものとつながっていなくてはなりません。一般的な道に従い、別の人のアプローチを試みたところで、自分自身を見失ってしまうだけです。私たちの生命は私たち自身のものであり、アーサナもプラーナーヤーマも瞑想も同様に、自分自身のものでなくてはならないのです。

　アーサナとプラーナーヤーマがきちんとできれば、休息と瞑想は自然に起

こります。その人にふさわしい練習ができていれば、間違いなく静かな時間は訪れます。そのようにしたいと、思うはずなのです。長すぎず短すぎず、自然に動き出したいと思うまで静かにしていましょう。こうして、ヨーガの練習の中で自然に瞑想が起こり、瞑想を生命に取り入れるようになっていくのです。毎日ヨーガをする中で、特に体を使う練習を伴わなくとも、瞑想をする気分になることもあるかもしれません。その場合は、瞑想の練習を長くして、肉体的練習を減らします。ただし、年齢が上がったことを理由に、アーサナやプラーナーヤーマを瞑想の練習の中から排除するということにはなりません。

　実際、瞑想はアーサナとともに始まるのです。瞑想の準備段階はプールヴァ・アンガといい、体を動かし、呼吸をする練習とともに始まります。そして、今まで行っていたことと自分自身を切り離し、体から心をかき乱すものを取り除きます。生命体である体全体と結び付く中で、心は澄み、透明になります。儀式的な身振りなどを行えば、肉体的練習が、瞑想のときに気持ちを集中する対象へ尊敬の念を示す手段となります。こうして、自分の意識を一定の方向へと導くプロセスが始まります。準備の方法として、瞑想の目的は何なのか、何かを理解することなのか、何かを決意することなのか、特別なもの、特別な人とひとつになることなのかなどについて口にすることもあります。準備として行うアーサナ、プラーナーヤーマの質が、次の段階の瞑想、プラダーナ・アンガへとうまく移れるかどうかを左右します。この段階の瞑想は安定していて、このときに自分の選んだ対象物とのつながりが感じられます。ここで大切なのは、自分は今、対象として選んだものとひとつになっているのだと思うことです。その対象物のことを自分は理解しており、だからこそ、その対象物と結び付いた自分自身のことも理解できるのだと思うことです。自然なときの流れの中で、私自身、このつながりを楽しんでいます。練習を重ねるうちに、このつながりの質は変わっていき、より強力なものになっていきます。私にとっては、自分自身の生命について紐解き、詳しく理解する、興味深い経験です。時間をかければ、エネルギーは自然にいろいろな現象を起こします。それは直感であったり、何かの感情であったり、また、洞察力であったりします。

　瞑想を完結する段階、ウッタラ・アンガも重要です。いつもの生活に戻る前に、瞑想の対象となったものへ感謝の気持ちを表現する時間です。普段の活動に戻るステップとして、詠唱、音楽、何かを読んだり書いたりする手段を使うこともあります。

これらはすべて、特別な行為です。けれど、尊いまでに大切であるわけではありません。いつもの生活の中から自然に流れ出るものであり、普段の生活の中で、まわりの人やすべてのものと親密な関係を築き上げることの代わりに行うべきものでは決してありません。すべてと親密な関係を築くことこそがヨーガであり、瞑想の根幹を成すものなのです。そのために、ヨーガをするのです。

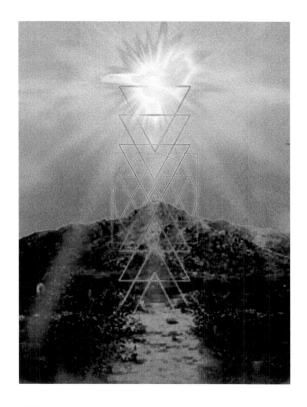

サンスクリット用語解説

ア

アグニ：火。
アーサナ：日常生活では行わないような姿勢。
アドムカ・シュヴァーナーサナ：下を向いた犬のポーズ。
アヌローマ・ウジャーイ・プラーナーヤーマ：息を吸うときは咽頭で音を立て、息を吐くときは鼻孔を交互に使う呼吸法。
アパーナ：除去機能のあるエネルギー。
アパーナーサナ：ガス抜きのポーズ。
イダー：左の鼻孔で終結する経路。中心の経路から見て、女性側に位置する。
ウジャーイ：息を吸うときに咽頭で音を立てる呼吸法。
ウッターナーサナ：立ち前屈のポーズ。
ウッタラ・アンガ：瞑想の終結。
ヴィーラバッドゥラーサナ：英雄のポーズ。
ヴィニ：状況に応じること。
ヴィンヤサ：徐々に進歩すること。
ヴェーダ：ヨーガの基礎を形作るヒンドゥー教経典。神の知識、世界最古の書。
ヴェーダーンタ：ヴェーダに基づいた哲学。
ウルドヴァ・プラサーリタ・パダーサナ：脚を上げるポーズ。
オージャス：意識。
オーム：聖なるヒンドゥー語。完全な状態を表す。

カ

カパ：重々しい体質。
カパーラバーティー・プラーナヤーマ：ふいご呼吸。
カンダ：卵型をした、経路のネットワークセンター。

ギャーナム：探求。
クリヤ・ヨーガ：パタンジャリによる清浄効果のあるヨーガ。
グル：精神上の指導者。暗闇から明るいところへと導く人。
クンダリニー：生命エネルギーの流れの障害となるもの、あるいは生命エネルギー。
クンバカ・プラーナーヤーマ：呼吸の保持を強調する呼吸法。

サ

サーダナ：実行。
サハージ・サマーディ：自然な結合。
サマーディ：超意識、完全な結合、至福。
サマスティ：直立のポーズ。
サラバーサナ：バッタのポーズ。
サルヴァーンガーサナ：肩立ちのポーズ。
サンガ：集まり。
シータリー・プラーナーヤーマ：舌を形作って、口で息を吸う呼吸法。
シールシャーサナ：頭立ちのポーズ。
ジャーランダラ・バンダ：あごの締め付け。
シャクティ：女性的力、動き。
シャクティーパット：突然の、人生を変えるようなひらめき。
シャヴァサーナ：死体のポーズ。やすらぎのポーズ。
スートラ：サンスクリット語の格言。教えを記憶するため、要約された形で綴られる。
スーリヤ：太陽。
スシュムナー：基部から頭頂部まで、脊柱の中心を通る中心経路。
スッカ：軽さと心地よさ。幸せ。
スティラ：安定と機敏さ。
スヴァディヤーヤ：自己認識。

タ

ダーラナー：集中、方向。
タダーサナ：山のポーズ。

タパス：除去、規制、排除、清浄、自己管理。
ダルマ：正義、義務、倫理観。
タントラ：技術。
チャクラ：脊柱に添ってあるエネルギーセンター。
チャンドラ：月。
チャンドラ・ベーダナ：鼻孔を交互に使うプラーナーヤーマ。
テージャス：明るさ。
ディヤーナ：瞑想。
ドゥヴィパダ・ピータム：机のポーズ。
ドゥフカ：不快感、苦悩、魂の拘束。
トリコーナーサナ：三角のポーズ。

ナ

ナーディー：体をサポートする生命エネルギー、プラーナが流れる経路。72000ある。
ナーディー・ショーダナ・プラーナーヤーマ：鼻孔を交互に使う呼吸。
ニヤマ：勧戒。

ハ

パールシュヴォッタナーサナ：体の側面を伸ばすポーズ。
バクティ：献身。
ハタ・ヨーガ：ハ（太陽）とタ（月）、男女、左右、上下、前後、吸うことと吐くことなどの、ふたつのエネルギーの結合を認識するヨーガ。男性の経路、女性の経路は、中心経路であるスシュムナーで交わり合う。
バストリカー・プラーナーヤーマ：鼻孔を交互に使うふいご呼吸。
パタンジャリ：ヨーガの方法論を述べた古典スートラの著者。
バハーヴァナ：気持ち。
ハラーサナ：鋤のポーズ。
バンダ：締め付け、施錠。
ピッタ：神経質で、熱を帯びた体質。
ピンガラ：右の鼻孔で終結する経路。中心の経路から見て、男性側に位置する。
プールヴァ・アンガ：瞑想の準備段階。

ブジャンガーサナ：コブラのポーズ。
プラーナ：生命エネルギー。神のエネルギー。魂。
プラーナーヤーマ：呼吸技術を使う、生命エネルギーの動き。
プラーナシャクティ：自然な生命エネルギー。
プラーナプラティスタ：力、プラーナを得るプロセス。
プラダーナ：源。
プラティヤーハーラ：対象物から心と感覚を引き出すこと。制感。
フリダヤ：魂。

マ

マントラ：瞑想の際に意識を集中するために使う聖なる音。
ムドラー：シンボル。
ムーラダーラ・チャクラ：体の基部。
ムーラ・バンダ：体の基部の締め付け。

ヤ

ヨーガ：結合。個人の魂が神とひとつになる科学。
ヨーガ・スートラ：パタンジャリが書いたヨーガの古典。
ヨーギ：ヨーガを認識した男性。
ヨギーニ：ヨーガを認識した女性。

ラ

ラージャ・ヨーガ：最大の力との結合を目的とする。

ILLUSTRATION SOURCES

The following have kindly provided photographs, illustration or art:

Leland Auslander : photograph Ode to tha sun, Rumi translation Ernestine Norsgaard.
Julia Baum : photograph.
Jules Blaine Davis : Trust with green gladiolas and pink horseshoes 36" x 60" acrylic on canvas.
Lynda Carre : designs inside front cover.
Melissa Forbes : opposite half title page, Shri Yantra oil on canvas. Moon Yantra in vedic square #18.5" x 8.5" gouache on paper. Sun Yantra in Vedic square 8.5" x 8.5" gouache on paper. Tripura Bhairavi 7" x 7" gouache on paper. Chinnimasta Yantra 7" x 7" gouache on paper. Sri Yantra 8" x 8" paper litho & gouache on paper. Kali yantra 7" x 7" gouache on paper. Shakti 8.5" x 10" pencil on paper. Sun Yantra 7" x 7" gouache on paper. Moon Yantra 8.5" x 8.5" gouache on paper. Tripura Sundari Yantra 7" x 7" gouache on paper. Durga Yantra 7" x 7" gouache on paper. Moving Within 5" x 5" pencil on paper. Mars&vedic square #9 10.5 x 15" gouache on paper. Shakti Two 8.5" x 10" pencil on paper.She Lives 20" x 30" pencil on paper. Birthing Yantra 7.5" x 7.5" gouache on paper.
Max Gimblett : photography by Tom Warren, Heart Lotus 29 1/2" x 41 1/2"2001, ink, pencil on paper., Shaman 19" x 26"1979/2000, acrylic polymer, ink, gold leaf on Roma paper. The Golden Flower 50" diameter2000, plaster weld, plaster, polyurethane, oil gilded red gold on wood panel. On the Shores of Infinity 22" x 30"1999/2000, acrylic polymer, aluminum on Arches Watercolor paper.
Juliet Henderson : half title page.
Andrei Jewell : photograph
Simon Johnson : photograph
Erica lennard : photographs
Sybilla Meckel : photograph inside back cover.
Baerbel Meissner : photographs,back cover.
Ameeta Nanji : photographs,back cover.
Nityananda Institute : photographs.
Paris Texas : photograph.
Stephen Picard : photograph.
David Rapoport : photograph

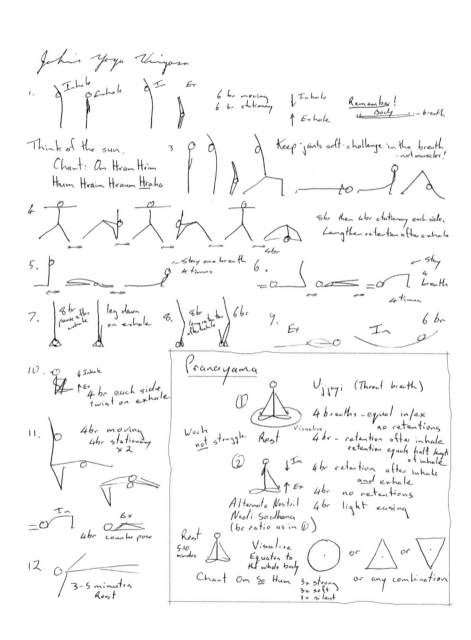

個々の必要に応じた、具体的な実践例。(複製ではありません)

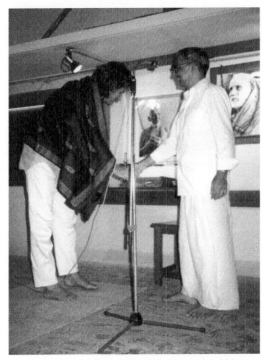

マーク・ウィットウェル（左）とT.K.V.Desikachar（右）

著者紹介：**マーク・ウィットウェル**（Mark Whitwell）

アメリカの非営利指導者教育財団ハート・オブ・ヨーガの常任講師。ヨーガの文化を蘇らせ、現代に通じるものとするために、ヨーガ研究に尽くす。

ヨーガの歴史とその技法を理解するだけでなく、現代社会にとっても意義あるものとするにはどうすればよいのかについて考え、文化によって枠組みにはめ込まれ、偏った情報に頼る現代社会において、人々が解き放たれるための指導を世界中で行っている。その指導は、伝統のもとにあやふやにされ、学術的になったために複雑になってしまったヨーガの行法とヨーガの理解を解き明かすものである。各自にとって意味のある、力強く心澄むヨーガ、自然な練習とライフスタイルを提唱している。アメリカ及びニュージーランド在住。

問い合わせは、www.heartofyoga.net あるいは、www.yogaofheart.comまで。

著 者:
マーク・ウィットウェル(Mark Whitwelll)
プロフィールは、199ページ参照。

翻訳者:
加野 敬子(かの けいこ)
神戸大学教育学部英語科卒業。訳書に『自然ヨーガの哲学』、『アシュタンガ・ヨーガ実践と探究』、『現代人のためのヨーガスートラ』、『ヨガアナトミィ』(いずれもガイアブックス)など。

Yoga of Heart
ヨーガの真実 ペーパーバック版

発　　行	2017年12月25日
第 2 刷	2018年10月1日
発行者	吉田　初音
発行所	株式会社 ガイアブックス

〒107-0052 東京都港区赤坂1-1-16 細川ビル
TEL.03(3585)2214　FAX.03(3585)1090
http://www.gaiajapan.co.jp

Copyright GAIABOOKS INC. JAPAN2018
IISBN978-4-88282-997-3 C0077

落丁本・乱丁本はお取替えいたします。本書のコピー、スキャン、デジタル化等の無断複製は著作権法上の例外を除き禁じられています。個人や家庭内での利用も一切認められていません。許諾を得ずに無断で複製した場合は、法的処置をとる場合もございます。